END.W.H.

MANUAL DO
FIM DO MUNDO

FARMÁCIA NAS PLANTAS

AS 20 ESPÉCIES MAIS IMPORTANTES PARA UM SOBREVIVENTE

Ilustrado

manualdofimdomundo.com.br

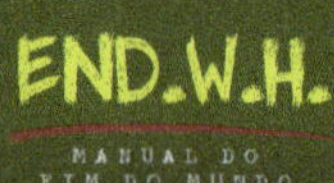

manualdofimdomundo.com.br

ÍNDICE

CONHEÇA A END.W.H.

Se você está lendo isso, é porquê é um sobrevivente. A End.W.H. foi fundada para trazer informação e conhecimento para todos. Somos muito mais que um Site de conteúdo. A nossa missão é criar uma comunidade preparada para uma pior situação possível. Em 2020, diante um cenário completamente novo para a humanidade, a pandemia mundial deixou muitas pessoas reféns da desinformação e também dos seus próprios medos. Então começamos a pensar como poderíamos estar um passo a frente de um novo cenário apocalíptico. Assim nasce a End.W.H. ou Manual do fim do mundo, no início como um Blog de ficção, e hoje com uma proposta muito mais ampla para os nossos sobreviventes. Estamos expandindo os nossos objetivos, com a intenção de compartilhar a informação e o conhecimento, de forma didática e acessível a todos.

Através dos Manuais End.W.H., você se atualizará com técnicas especiais e estratégias de sobrevivência que poderão auxiliar você caso sobreviva ao fim do mundo. Fique por dentro das maiores teorias da conspiração e assuntos diversos relacionados ao tema, e não é só isso, tenha acesso a dossiês, manuais de sobrevivência e produtos exclusivos da nossa loja, aproveite o nosso Fórum para compartilhar suas ideias e teorias com os outros membros desse grupo. Sejam Bem-vindos a maior comunidade de sobreviventes!

End.W.H. feito para sobreviventes.

INTRODUÇÃO

Bem-vindo ao livro "Farmácia nas plantas: As 20 espécies mais importantes para um sobrevivente", uma publicação exclusiva da Manual do fim do mundo, sua fonte confiável de conhecimentos essenciais para a sobrevivência. Este livro não é apenas uma leitura; é um guia de vida indispensável, especialmente elaborado para aqueles que valorizam a sabedoria ancestral e a autonomia em cenários desafiadores.

Nas páginas que se seguem, você descobrirá o poder extraordinário de 20 espécies de plantas, cuidadosamente selecionadas por sua eficácia, disponibilidade e versatilidade. Essas espécies, mais do que simples folhas e flores, são verdadeiras aliadas na manutenção da saúde e no enfrentamento de adversidades em situações de sobrevivência. Aqui, você aprenderá como identificar, colher e utilizar essas plantas para tratar uma variedade de doenças e condições, transformando o mundo natural ao seu redor em uma verdadeira farmácia ao ar livre.

Este conhecimento, oferecido pela Manual do Fim do Mundo, é exclusivo e inigualável. Ele foi meticulosamente compilado por profissionais que reuniram os melhores conteúdos em botânica, medicina tradicional e técnicas de sobrevivência. Com este livro, você estará equipado não apenas para enfrentar situações extremas, mas também para adotar um estilo de vida mais integrado e respeitoso com a natureza.

INTRODUÇÃO

A importância de se obter este conhecimento não pode ser subestimada. Em um mundo onde dependemos cada vez mais de recursos externos para nossa saúde e bem-estar, "Farmácia nas Plantas" o empodera a tomar o controle, utilizando os recursos naturais ao seu redor de maneira sustentável e eficaz.

Prepare-se para embarcar em uma jornada de descoberta, aprendizado e autonomia. O conhecimento contido neste livro é mais do que uma habilidade; é um legado que pode ser passado adiante, garantindo não apenas a sua sobrevivência, mas também a das gerações futuras.

Seja bem-vindo(a) ao mundo da "Farmácia nas Plantas", do Manual do fim do mundo.

End.W.H. Feito para sobreviventes.

CONTEÚDO DO LIVRO

Este livro oferece um guia detalhado sobre as 20 espécies de plantas mais importantes para um sobrevivente, explicando como cada uma pode ser usada em favor da saúde e do bem-estar. Vamos explorar os tópicos abordados:

1.Aloe Vera (Aloe barbadensis miller):
Conhecida por suas propriedades cicatrizantes e anti-inflamatórias, a Aloe Vera é um recurso indispensável para tratar queimaduras, cortes e inflamações da pele.

2.Calêndula (Calendula officinalis):
Esta planta é amplamente valorizada por suas propriedades antissépticas e anti-inflamatórias, sendo útil no tratamento de feridas e irritações cutâneas.

3.Camomila (Matricaria recutita):
A Camomila é reconhecida por ser um relaxante natural, além de possuir propriedades anti-inflamatórias e analgésicas, ideal para aliviar o estresse e dores leves.

4.Alho (Allium sativum):
Um poderoso antibiótico natural e fortalecedor do sistema imunológico, o Alho é essencial na prevenção e tratamento de infecções.

5.Lavanda (Lavandula angustifolia):
Com propriedades relaxantes, anti-inflamatórias e antissépticas, a Lavanda é excelente para alívio do estresse, cuidados da pele e cicatrização.

CONTEÚDO DO LIVRO

6.Gengibre (Zingiber officinale):
Conhecido por suas propriedades anti-eméticas e anti-inflamatórias, o Gengibre é eficaz contra náuseas e dores.

7.Eucalipto (Eucalyptus globulus):
Utilizado como descongestionante e antisséptico, o Eucalipto é essencial para tratar problemas respiratórios e limpar as vias aéreas.

8.Hortelã pimenta (Mentha piperita):
Com propriedades digestivas e analgésicas, a Hortelã pimenta é útil em problemas digestivos e dores de cabeça.

9.Salgueiro-Branco (Salix alba)
O Salgueiro-Branco (Salix alba) é uma espécie de árvore conhecida por suas propriedades medicinais, destacando-se principalmente como antisséptico e anti-inflamatório.

10. Arnica (Arnica montana):
Esta planta é valorizada por suas propriedades analgésicas e anti-inflamatórias, sendo um excelente tratamento para contusões e dores musculares.

11. Dente-de-leão (Taraxacum officinale):
Reconhecido como um poderoso depurativo e diurético, o Dente-del-eão é benéfico para a limpeza do organismo e saúde renal.

CONTEÚDO DO LIVRO

12. Manjericão (Ocimum basilicum):
Com propriedades antibacterianas e anti-inflamatórias, o Manjericão é ideal para tratar infecções e inflamações.

13.Rosa Mosqueta (Rosa canina):
Valorizada por suas propriedades de regeneração da pele e antioxidantes, a Rosa Mosqueta é essencial para o cuidado da pele e cicatrização.

14.Cominho (Cuminum cyminum):
Esta especiaria é conhecida por suas propriedades digestivas e anti-inflamatórias, sendo útil para aliviar problemas gastrointestinais.

15. Cúrcuma (Curcuma longa):
Com propriedades anti-inflamatórias e antioxidantes, a Cúrcuma é benéfica para a saúde geral e prevenção de doenças.

16. Equinácea (Echinacea purpurea):
Conhecida por estimular o sistema imunológico, a Equinácea é essencial para prevenir e combater infecções.

17. Ginseng (Panax ginseng):
Esta planta tem propriedades adapto gênicas e estimulantes, sendo ótima para aumentar a energia e a capacidade de adaptação do corpo.

CONTEÚDO DO LIVRO

18. Valeriana (Valeriana officinalis):
A Valeriana é famosa por suas propriedades sedativas e relaxantes, ideal para aliviar a ansiedade e promover um sono reparador.

19. Tomilho (Thymus vulgaris):
Com propriedades antissépticas e expectorantes, o Tomilho é eficaz no tratamento de infecções respiratórias e tosse.

20.Folha de Oliveira (Olea europaea):
As folhas de oliveira são conhecidas por suas propriedades antimicrobianas e antioxidantes, benéficas para a saúde cardiovascular e imunológica.

Este livro oferece um olhar aprofundado sobre cada uma dessas plantas, destacando como podem ser utilizadas de forma prática e eficaz para melhorar sua saúde e bem-estar em situações de sobrevivência e além.

CAPÍTULO 1

Aloe Vera (Aloe barbadensis miller).

Origem e Distribuição:
- A Aloe Vera, uma planta suculenta, é nativa do Norte da África e da Península Arábica. Atualmente, é cultivada em diversas regiões tropicais e subtropicais do mundo.

Nome Científico:
- "Aloe barbadensis miller" referese à variedade de Aloe Vera conhecida por suas propriedades medicinais, especialmente benéficas para a pele.

Usos Tradicionais:
- Esta planta possui um histórico significativo na medicina tradicional. Civilizações antigas, como egípcios e gregos, valorizavam suas propriedades curativas.

Gel e Látex:
- A Aloe Vera contém duas substâncias principais: o gel, extraído do interior das folhas, amplamente utilizado para tratamentos tópicos da pele; e o látex, localizado sob a casca das folhas, conhecido por suas propriedades laxativas.

Cuidados com a Planta:
- De fácil cultivo, a Aloe Vera pode ser mantida como planta de interior.

Ela prefere solo bem drenado e exige luz solar direta ou luz brilhante.

É fundamental estar atento aos desenvolvimentos políticos e econômicos globais e evitar áreas que possam ser alvos de conflitos.

Desastres ambientais:

- O aquecimento global é uma ameaça real e crescente para a humanidade. O aumento da temperatura global está causando mudanças climáticas, como tempestades mais frequentes e intensas, secas prolongadas e o aumento do nível do mar. É importante entender os impactos das mudanças climáticas e reduzir a nossa pegada de carbono.

Epidemias e pandemias:

- As pandemias têm sido uma ameaça desde o início da história humana. A pandemia da COVID-19 nos mostrou que uma doença pode se espalhar rapidamente pelo mundo, causando mortes em massa e interrupções significativas nas economias globais. É importante estar ciente das doenças infecciosas e ter um plano para lidar com uma possível pandemia.

Colapso econômico:

- O colapso econômico é uma ameaça real e pode ser devastador para as sociedades.

A perda de empregos, a inflação galopante, a escassez de alimentos e o aumento da criminalidade são apenas alguns dos impactos que podem surgir.

É importante ter uma reserva financeira e investir em ativos tangíveis, como ouro ou terra.
Embora algumas dessas ameaças possam parecer assustadoras, é importante não entrar em pânico.

Como Utilizá-la:

Para Queimaduras Solares:

- O gel de Aloe Vera aplicado diretamente na pele ajuda a aliviar queimaduras solares, reduzindo a vermelhidão e promovendo a cicatrização.

Hidratação da Pele:

- Como hidratante natural, o gel pode ser usado para suavizar peles secas e irritadas.

Tratamento para Cortes e Queimaduras:

- Suas propriedades antissépticas permitem que seja aplicada em cortes leves e queimaduras, acelerando a cicatrização.

Condicionador Capilar:

- O gel, quando misturado com água, pode ser usado no cabelo como um condicionador natural, mantendo a hidratação dos fios.

CAPÍTULO 1

Onde Encontrá-la:

1.É comum encontrar Aloe Vera em jardins e à venda em floriculturas.

2.Lojas de Produtos Naturais.

Produtos para cuidados com a pele contendo Aloe Vera, como géis e loções, estão disponíveis em lojas especializadas.

3.Supermercados:

Supermercados podem vender folhas de Aloe Vera ou produtos derivados.

Como Identificar a Planta.

1. Características Físicas:

A Aloe Vera é uma suculenta com folhas longas e verdes, frequentemente com pequenos espinhos nas bordas. As folhas são carnudas, cheias de gel.

2. Floração Ocasional:

Sob condições ideais, pode produzir flores altas, amarelas ou laranjas, embora a floração seja rara em ambientes internos.

3. Cheiro Distinto:

Ao cortar as folhas, libera-se um gel incolor e praticamente inodoro com um leve aroma herbal.

Informação Importante:

Antes de usar Aloe Vera para fins medicinais, consulte um profissional de saúde. Isso é especialmente relevante em emergências ou quando não há acesso a recursos médicos convencionais.

END.W.H.

MANUAL DO
FIM DO MUNDO

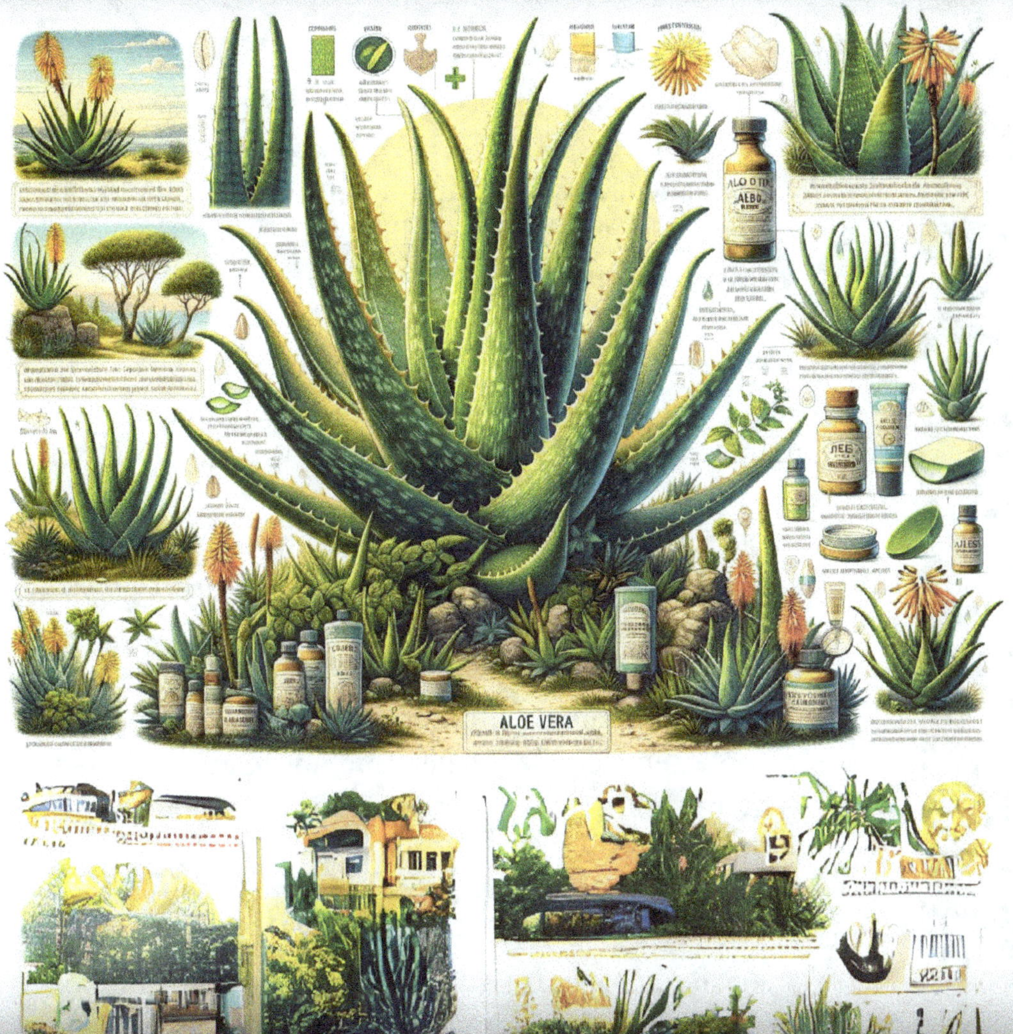

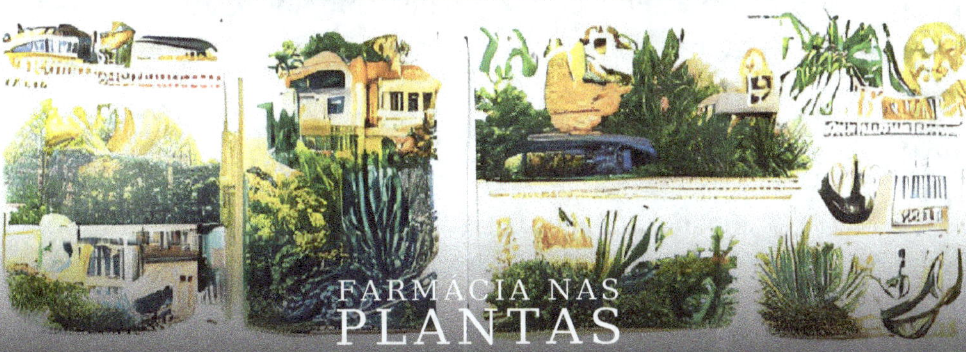

manualdofimdomundo.com.br

CAPÍTULO 2

Calêndula (Calendula officinalis).

Origem e História:
- A Calêndula, também conhecida como "Maravilha" ou "Pot Marigold", é originária da Europa e do Mediterrâneo. Desde a antiguidade, é cultivada tanto por suas propriedades medicinais quanto por sua beleza ornamental.

Propriedades Medicinais:
- Esta planta é reconhecida por suas propriedades anti-inflamatórias, antissépticas e cicatrizantes. Seus extratos são amplamente utilizados em pomadas, loções e cremes, especialmente para tratar problemas de pele como queimaduras, cortes e irritações.

Ciclo de Vida:
- A Calêndula é uma planta anual, o que significa que completa seu ciclo de vida em um ano. Caracteriza-se por flores vibrantes, variando em tons de amarelo e laranja.

Cultivo:
- Conhecida por sua resistência e facilidade de cultivo, a Calêndula prefere sol pleno e solos bem drenados. Suas sementes podem ser plantadas diretamente no solo ou em recipientes, a depender das condições locais.

Colheita:

- As flores devem ser colhidas quando estão totalmente abertas, geralmente nos meses de verão. O ideal é realizar a colheita pela manhã, momento em que o teor de óleos essenciais é mais elevado.

Utilizações.

As flores da Calêndula são versáteis e podem ser usadas de diversas formas:

- Infusões e Chás: Aproveitam suas propriedades calmantes.
- Óleo de Calêndula: Obtido pela maceração das flores em óleo, utilizado em pomadas e loções.
- Compressas: Aplicadas topicamente para auxiliar na cicatrização.

Identificação da Planta:

- A planta é facilmente reconhecida por suas flores em forma de margarida, com tons predominantes de amarelo ou laranja. Possui folhas verdes e lanceoladas, atingindo uma altura média e apresentando ramificação abundante.

Ocorrência na Natureza:

- Embora seja comumente cultivada, a Calêndula também pode ser encontrada na natureza, em áreas de clima temperado.

- Prospera em solos bem drenados, sendo comum em campos, jardins e margens de estradas.

Simbolismo:

- Associada tradicionalmente à alegria e felicidade, acreditase que as flores da Calêndula possam iluminar o dia com sua cor vibrante.

Informação Importante:
Antes de usar a Calêndula para fins medicinais, confirme sua identidade e consulte um profissional de saúde para orientações específicas.

END.W.H.

MANUAL DO
FIM DO MUNDO

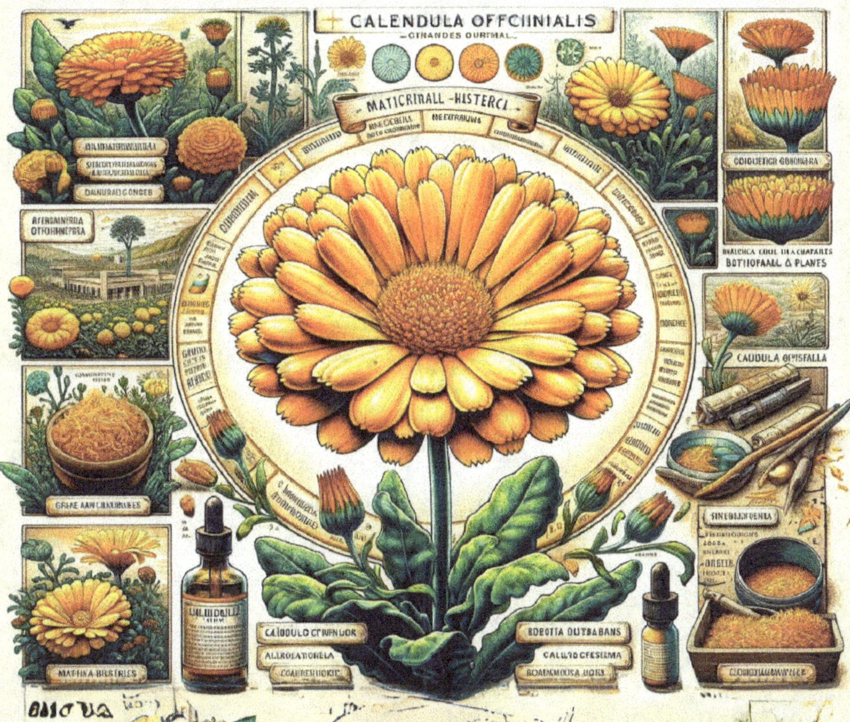

FARMÁCIA NAS
PLANTAS

AS 20 ESPÉCIES MAIS IMPORTANTES PARA UM SOBREVIVENTE

manualdofimdomundo.com.br

CAPÍTULO 3

Camomila (Matricaria recutita).

Origem e Classificação Científica:
A camomila, conhecida também como camomila alemã, tem sua origem na Europa. Atualmente, pode ser encontrada em diversas partes do mundo.
- Nome Científico e Família: Conhecida cientificamente como Matricaria recutita, a camomila pertence à família Asteraceae.

Propriedades Medicinais e Usos Tradicionais:
- Propriedades: A camomila é amplamente reconhecida por suas propriedades calmantes e antiinflamatórias.

·Uso em Chás: É comum o uso do chá de camomila para aliviar estresse, ansiedade e problemas digestivos.
- História: Há registros de seu uso na medicina tradicional desde os tempos dos antigos egípcios, gregos e romanos.

Características Botânicas:
1.Flores: As flores da camomila possuem um aroma doce e agradável, especialmente quando esmagadas.
2.Folhas e Altura: As folhas são finamente divididas, e a planta atinge uma altura de 30 a 60 cm.
3.Identificação: As flores se caracterizam por pétalas brancas e um centro amarelo cônico, assemelhandose a pequenas margaridas.

O aroma doce e distinto é um marcador adicional.

Métodos de Utilização:
- Chá de Camomila: Para preparar, adicione flores secas ou frescas em água quente e deixe em infusão por alguns minutos.
- Compressas: Para inflamações e irritações da pele, use compressas com infusão forte de camomila.
- Óleo Essencial: O óleo essencial de camomila é usado em aromaterapia e pode ser diluído para aplicação tópica.

Onde Encontrar Camomila:
- Habitat Natural: Cresce em regiões temperadas, em campos, margens de estradas e áreas com solo bem drenado.

Cultivo em Jardins: É frequentemente cultivada em jardins tanto por suas propriedades medicinais quanto pela beleza ornamental.

Informações Importantes:
Ao colher plantas na natureza para uso medicinal, é essencial garantir uma identificação precisa. Consulte um especialista em botânica ou utilize guias de identificação de plantas.

END.W.H.
MANUAL DO
FIM DO MUNDO
FARMÁCIA NAS
PLANTAS
AS 20 ESPÉCIES MAIS IMPORTANTES PARA UM SOBREVIVENTE
manualdofimdomundo.com.br

CAPÍTULO 4

Alho (Allium sativum).

Origem e História:
- O alho, nativo da Ásia Central, possui uma rica história de uso que remonta a milênios. Sua domesticação iniciou-se no sul da Sibéria e se expandiu para as montanhas do Tajiquistão.

Uso Medicinal Antigo:
- Na antiguidade, os egípcios recorriam ao alho para fortalecer os trabalhadores das pirâmides. Suas propriedades medicinais também eram reconhecidas por gregos e romanos.

Propriedades Medicinais:
- O alho contém alicina, um composto com ação antibacteriana, antifúngica e antiviral. É amplamente valorizado por seus benefícios ao sistema cardiovascular.

Repelente de Insetos:
- Seu odor intenso faz do alho um repelente natural eficaz. Utilizado em hortas, ele pode proteger as plantas de pragas, seja plantado no solo ou em soluções aplicadas diretamente.

Culinária Global:
- Elemento fundamental em diversas culinárias mundiais, o alho enriquece uma ampla variedade de pratos com seu sabor e aroma característicos.

Crescimento e Cultivo:
- Cultivado a partir de seus bulbos, divididos em dentes, o alho prefere solos bem drenados e é geralmente plantado no outono. Sua resistência permite cultivo em vários climas.

Utilização do Alho:
- Na Culinária: Realce de Sabor: Adicione alho fresco ou picado a molhos, sopas, refogados e assados.

- Em Remédios Caseiros: Chá de Alho: Esmague o alho e faça chá para combater resfriados e fortalecer o sistema imunológico.

- Como Repelente Natural: Spray de Alho: Misture alho esmagado com água para pulverizar em plantas e repelir insetos.

Encontrando Alho na Natureza.
Regiões de Clima Temperado:
O alho cresce bem em climas temperados, que apresentam verões quentes e invernos frios.

Identificação da Planta:

1. Folhas Longas e Estreitas:

As folhas do alho são longas, estreitas e de cor verde, similares às de grama.

2. Inflorescências em Forma de Umbela:

Durante a floração, o alho desenvolve inflorescências umbeliformes com pequenas flores brancas.

3. Bulbos Divididos em Dentes:

O cultivo do alho é feito a partir de bulbos, que se dividem em várias seções chamadas "dentes". Cada dente pode originar uma nova planta.

Informação Importante: Ao colher alho selvagem, certifique-se de ter identificado corretamente a planta para evitar confusões com outras espécies.

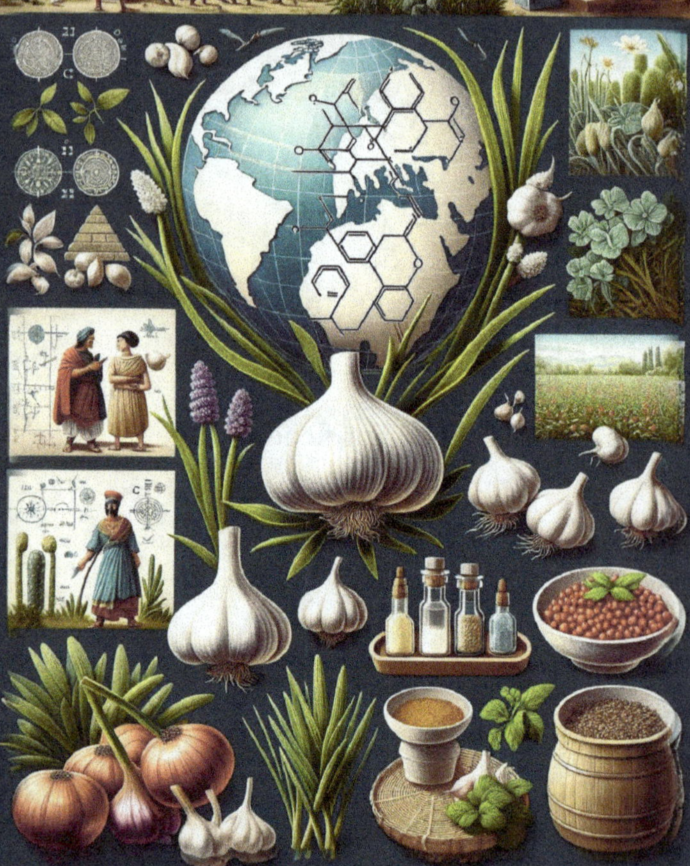
END.W.H.
MANUAL DO
FIM DO MUNDO
FARMÁCIA NAS
PLANTAS
AS 20 ESPÉCIES MAIS IMPORTANTES PARA UM SOBREVIVENTE
manualdofimdomundo.com.br

CAPÍTULO 5

Lavanda (Lavandula angustifolia).

Origem e História:
- A lavanda, nativa das regiões do Mediterrâneo, tem uma longa história de uso, especialmente em perfumaria, remontando aos tempos antigos. Era amplamente utilizada pelos romanos para perfumar banhos e roupas, demonstrando seu valor ao longo dos séculos.

Nome Científico e Significado:
- "Lavandula angustifolia" é o nome científico da lavanda. "Lavandula" deriva do latim "lavare", significando "lavar", refletindo a associação tradicional da planta com banhos e limpeza.

Propriedades e Usos Medicinais:
- Conhecida por seu aroma agradável, a lavanda também possui propriedades calmantes e relaxantes, sendo usada para aliviar o estresse e melhorar o sono. Tradicionalmente, era empregada no tratamento de queimaduras, picadas de insetos e problemas de pele, devido às suas qualidades antissépticas e cicatrizantes.

Como Utilizar a Lavanda:
- Óleo Essencial:

Utilizado em aromaterapia, o óleo essencial de lavanda, quando aplicado na pele (diluído), pode aliviar tensões e promover relaxamento.
- Sachês e Travesseiros:

Sachês ou travesseiros recheados com lavanda ajudam a perfumar ambientes e promovem um sono mais tranquilo.

- Chás e Infusões:

Infusões de lavanda resultam em um chá suave, oferecendo um efeito relaxante.
- Produtos de Cuidado Pessoal:

Frequentemente adicionada a produtos como sabonetes, shampoos e loções, a lavanda é valorizada por seu aroma e propriedades calmantes.

Onde Encontrar Lavanda na Natureza:

1.Regiões de Cultivo:

Com preferência por climas ensolarados e solos bem drenados, a lavanda é amplamente cultivada no Mediterrâneo, especialmente em países como França, Espanha e Itália.

2.Cultivo Doméstico:

A lavanda pode ser cultivada em jardins domésticos, desde que haja exposição solar adequada e solo bem drenado.

Como Identificar a Planta:
1. Características Gerais:
A lavanda é uma planta perene, atingindo entre 30 a 60 cm de altura, com folhas estreitas e cinza esverdeadas.
2. Flores:
Suas flores, pequenas e tubulares, geralmente são violetas ou azuis e se agrupam em espigas alongadas.

Aroma Distinto:
O aroma intenso e agradável da lavanda é uma de suas características mais distintivas. Esfregar as folhas libera seu óleo essencial, revelando seu cheiro característico.

Observação Importante:
Ao colher ou utilizar lavanda na natureza, é crucial fazê-lo de maneira ética e sustentável, respeitando o ambiente natural.

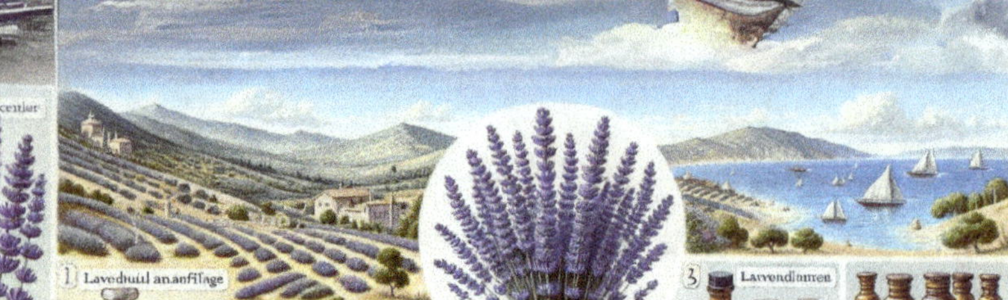
END.W.H.
MANUAL DO
FIM DO MUNDO

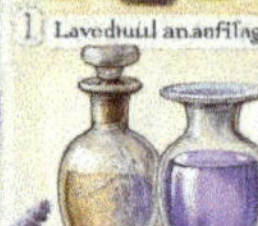
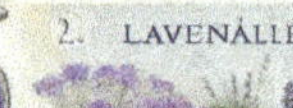
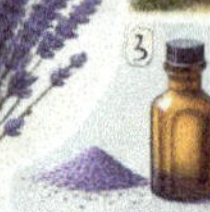
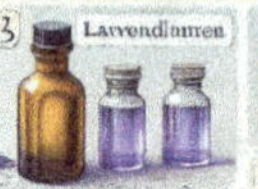
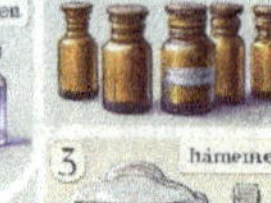
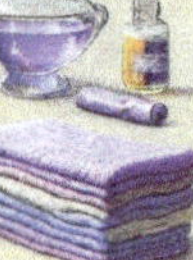
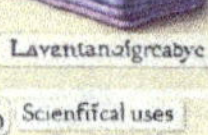
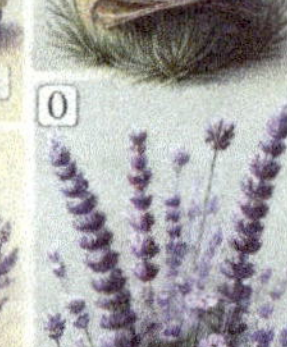
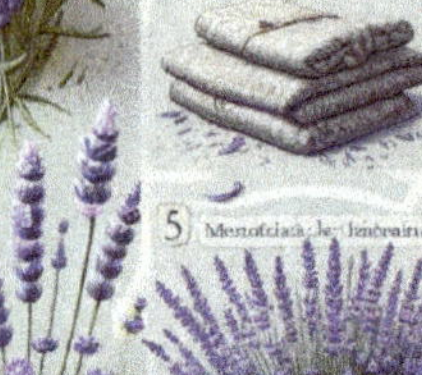
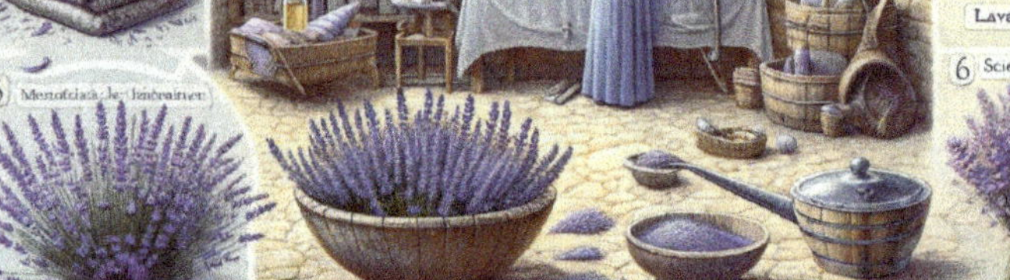
2. LAVENÁLLE
Lavernber
6 Scienfical uses
Laventanofgreabye

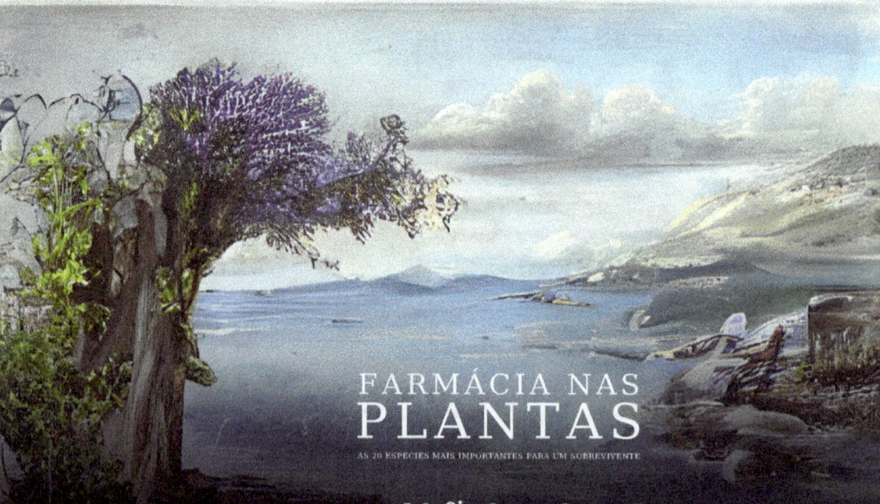
FARMÁCIA NAS
PLANTAS
AS 20 ESPÉCIES MAIS IMPORTANTES PARA UM SOBREVIVENTE
manualdofimdomundo.com.br

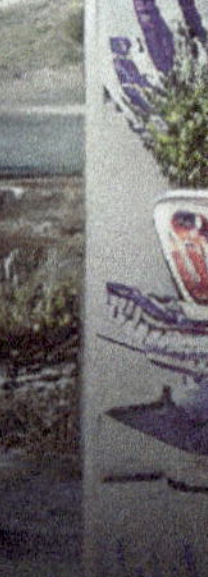

CAPÍTULO 6

Gengibre (Zingiber officinale)

Origem e História:
- Origem Asiática: Nativo do sudeste asiático, o gengibre tem sua origem primordial na região costeira do sul da Índia.
- História Milenar: Há milênios, é utilizado na medicina tradicional chinesa e indiana, destacando-se em diversas culturas devido às suas propriedades medicinais.

Características e Utilização:
- Parte Utilizada: O rizoma, um caule subterrâneo, é a parte mais utilizada do gengibre, conhecido pelo seu sabor picante e aroma característico.
- Propriedades Terapêuticas: Conhecido por suas propriedades antieméticas (contra náuseas), anti-inflamatórias e antioxidantes.
- Uso Culinário: Além das propriedades medicinais, o gengibre é um tempero popular na culinária, enriquecendo pratos doces e salgados.

Como Utilizar o Gengibre:
- Chá de Gengibre: Uma infusão feita com fatias de gengibre fresco é eficaz para aproveitar suas propriedades medicinais.
- Adição a Receitas: Pode ser adicionado ralado ou em pó a sopas, ensopados, marinadas, smoothies e sobremesas.

Óleo Essencial: Utilizado em aromaterapia, o óleo essencial de gengibre pode ser diluído para massagens ou usado em difusores.

- Remédio Natural: A mistura de mel, limão e gengibre é um remédio caseiro para resfriados e problemas digestivos.

Onde Encontrar o Gengibre na Natureza:

- Clima Ideal: O gengibre prospera em climas tropicais e subtropicais, preferindo solos bem drenados e ricos em matéria orgânica.
- Cultivo Doméstico: Em regiões mais quentes, é possível cultivar o gengibre em casa, em recipientes, garantindo um suprimento constante.

Como Identificar a Planta:

1.Haste: Possui hastes longas e finas que emergem do rizoma subterrâneo.

2.Folhas: As folhas são verdes, estreitas e geralmente em forma de lança.

3.Flores: Pequenas e variando do branco ao amarelo, podem apresentar manchas vermelhas.

4.Rizoma: A parte mais distintiva, o rizoma do gengibre tem sabor e aroma característicos.

Observação Importante:

Em um contexto de sobrevivência, é crucial ter conhecimento prático para identificação e utilização adequada das plantas. Se possível, é recomendável adquirir um guia de plantas regionais para referência mais específica.

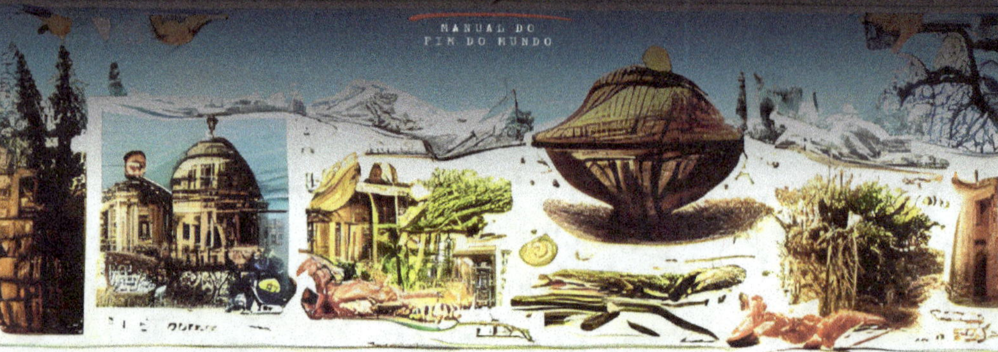
END.W.H.
MANUAL DO
FIM DO MUNDO

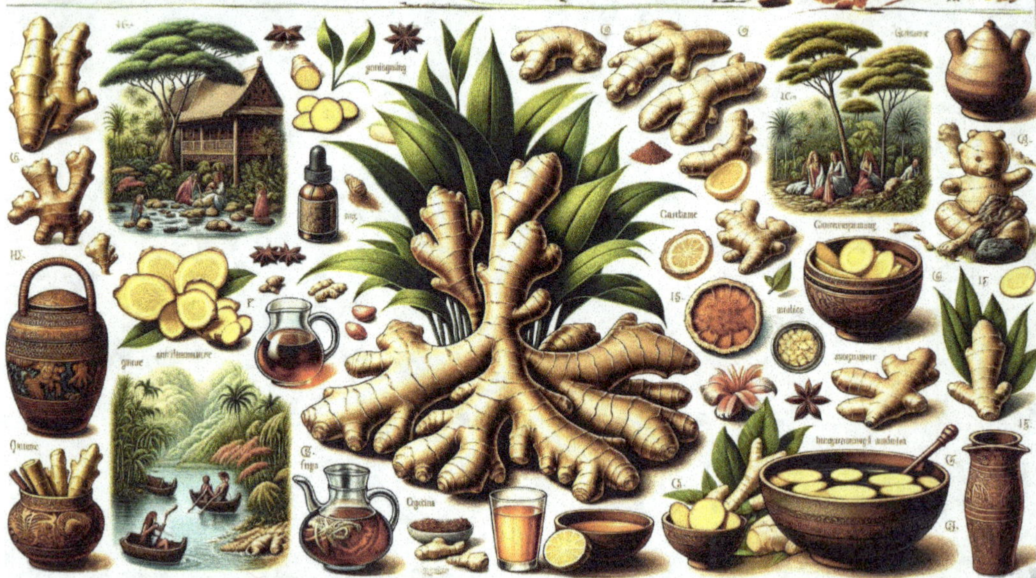

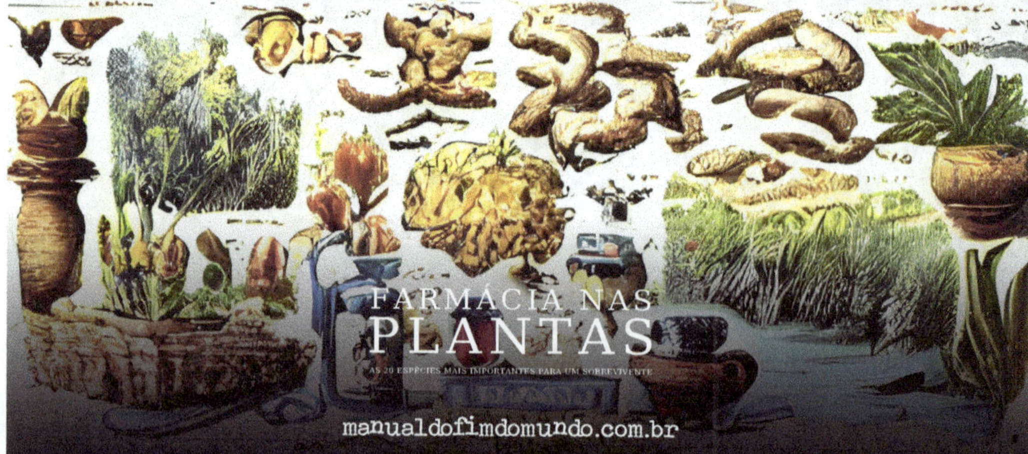
FARMÁCIA NAS
PLANTAS
AS 20 ESPÉCIES MAIS IMPORTANTES PARA UM SOBREVIVENTE
manualdofimdomundo.com.br

CAPÍTULO 7

Eucalipto (Eucalyptus globulus).

Origem e Distribuição:
- O Eucalipto, cientificamente conhecido como Eucalyptus globulos, é originário da Austrália. Devido às suas propriedades benéficas, foi introduzido em várias partes do mundo. Esta árvore é conhecida por seu rápido crescimento e adaptação a climas subtropicais e temperados.

Características Físicas:
- Altura e Aparência: O Eucalipto é uma árvore de grande porte, alcançando até 60 metros. Suas folhas lanceoladas possuem um tom verde azulado e emitem um aroma característico quando esmagadas.
- Casca: A casca é geralmente fibrosa, descamando em tiras e revelando uma camada interna mais lisa.

Propriedades Medicinais:
- As folhas do Eucalipto contêm um óleo essencial reconhecido por suas propriedades descongestionantes e antissépticas. Esse óleo é amplamente utilizado no tratamento de problemas respiratórios, incluindo resfriados e tosses.

Utilização Tradicional:
- Os aborígenes australianos valorizam o Eucalipto por suas propriedades medicinais.

- Além disso, o óleo extraído das folhas é usado tradicionalmente para tratar feridas e infecções.

Importância na Indústria do Papel:
- O Eucalipto é cultivado extensivamente para a produção de papel, devido à sua rápida taxa de crescimento e à qualidade da madeira.

Eucalipto no Controle de Mosquitos:
- Em algumas regiões, o Eucalipto é plantado para controlar a população de mosquitos. O óleo liberado por suas folhas funciona como um repelente natural.

Distribuição na Natureza:
- O Eucalipto é encontrado globalmente, especialmente em climas subtropicais e temperados. Ele cresce tanto em plantações quanto em ambientes naturais.

Usos Práticos do Eucalipto:
- Inalação: Inalar vapor de folhas de Eucalipto fervidas pode aliviar a congestão nasal e tosse.
- Óleo Essencial: Utilizado em difusores para purificar o ar ou diluído para uso tópico.
- Chás Medicinais: Preparo de chás com folhas de Eucalipto beneficia o sistema respiratório. O consumo deve ser moderado para evitar toxicidade.

Identificação da Planta:

1.Folhas: As folhas são alternadas, lanceoladas, com uma cor verde intensa e textura áspera.

2.Aroma: Esmagar as folhas libera um forte aroma, tipicamente associado ao óleo de Eucalipto.

Informação Importante:

A identificação correta da planta é essencial. Em caso de dúvida, recomenda-se a consulta a especialistas em botânica ou herbalismo antes do uso medicinal.

END.W.H.

MANUAL DO
FIM DO MUNDO

FARMÁCIA NAS
PLANTAS

AS 20 ESPÉCIES MAIS IMPORTANTES PARA UM SOBREVIVENTE

manualdofimdomundo.com.br

CAPÍTULO 8

Hortelã pimenta (Mentha piperita)

Origem:
- O Hortelã pimenta é uma planta híbrida, resultado do cruzamento entre a Menta aquática e a Hortelã verde. Sua origem é traçada de volta à Europa e ao Oriente Médio.

Aroma Refrescante:
- Esta planta é Informação vilmente conhecida por seu aroma mentolado e refrescante, uma característica devida à predominância de mentol em sua composição.

Propriedades Medicinais:
- O Hortelã pimenta é valorizado por suas propriedades digestivas e é amplamente utilizado no alívio de dores de cabeça, náuseas e problemas respiratórios.

Utilização na Culinária:
- Na culinária, o Hortelã pimenta é apreciado por seu sabor único. É frequentemente utilizado para aromatizar chás, sobremesas, saladas c diversos pratos principais.

Repelente Natural:
- O intenso cheiro da planta serve como um repelente natural de insetos, tornando-a uma escolha popular em acampamentos e atividades ao ar livre.

Como Utilizar o Hortelã pimenta:
1.Chás:
Para preparar um chá, infunda folhas frescas ou secas em água quente. Este chá é especialmente eficaz no alívio de problemas digestivos.
2.Óleo Essencial:
O óleo essencial de Hortelã pimenta é um ingrediente comum em tratamentos de aromaterapia e é usado em produtos para aliviar dores musculares e problemas respiratórios.
3.Condimentos:
Adicione folhas frescas picadas a saladas, pratos principais, sobremesas, ou prepare molhos com elas para realçar o sabor dos alimentos.

Onde Encontrar o Hortelã pimenta na Natureza:
- O Hortelã pimenta é uma planta adaptável, encontrada em várias regiões do mundo. Prefere solos úmidos e cresce bem próximo a córregos, rios e áreas com boa disponibilidade de água.

Como Identificar a Planta

1. Folhas:

As folhas do Hortelã pimenta são pequenas, opostas, de cor verde escura com bordas serrilhadas. Elas emitem um forte aroma de mentol quando esmagadas.

2. Caule:

O caule da planta é quadrado, uma característica típica das plantas da família das mentas.

3. Flores:

Produz pequenas flores em espigas terminais, que geralmente apresentam cores que variam do roxo ao rosa.

4. Altura:

A planta geralmente atinge uma altura de 30 a 90 centímetros.

Informação importante:

Ao coletar plantas na natureza, é essencial certificar-se de sua correta identificação. Em caso de dúvida, consulte um guia de plantas locais ou um especialista em botânica.

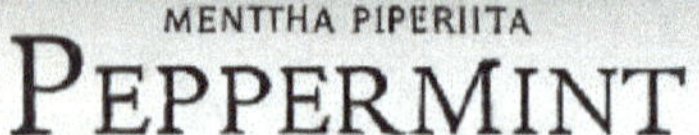

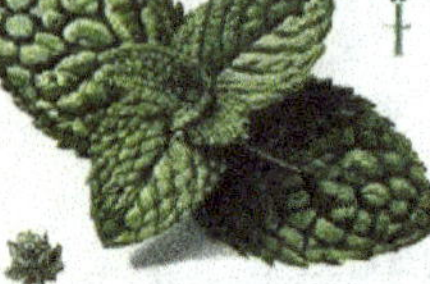

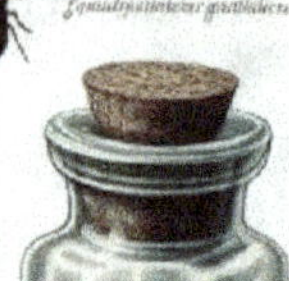

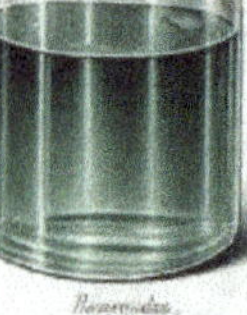

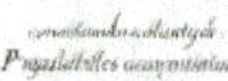

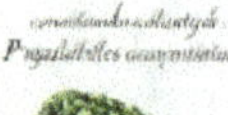

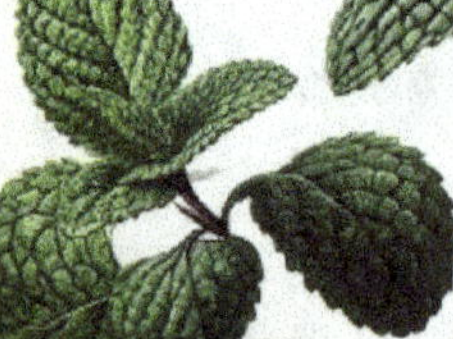

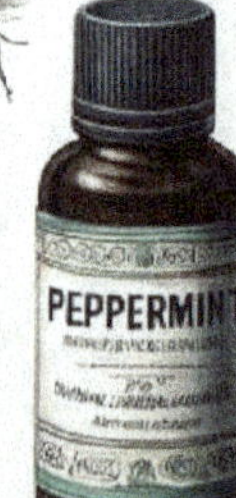

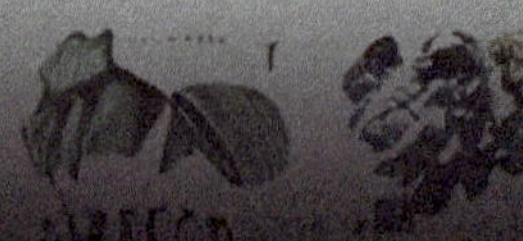

FARMÁCIA NAS
PLANTAS
AS 20 ESPÉCIES MAIS IMPORTANTES PARA UM SOBREVIVENTE

manualdofimdomundo.com.br

CAPÍTULO 9

Salgueiro-Branco (Salix alba).

História e Uso Tradicional:
- O uso do Salgueiro-Branco remonta à antiguidade, onde era valorizado por suas qualidades terapêuticas, especialmente no alívio da dor e redução da febre. Culturas antigas, como os egípcios e gregos, já utilizavam a casca e folhas desta planta para tratar diversas condições de saúde.

Propriedades: Analgésico e Anti-inflamatório
- O Salgueiro-Branco, conhecido cientificamente como Salix alba, é uma planta de grande importância medicinal, reconhecida principalmente por suas propriedades analgésicas e anti-inflamatórias. Este capítulo dedica-se a explorar os aspectos notáveis do Salgueiro-Branco, oferecendo um guia abrangente sobre como identificar, colher e utilizar esta planta para fins medicinais.

Identificação e Habitat:
- Salix alba é uma árvore de porte médio a grande, caracterizada por sua casca branca ou cinza e folhas alongadas e finas. Comum em regiões temperadas, cresce naturalmente ao longo de rios e áreas úmidas, preferindo solos ricos e bem drenados.

Constituintes Químicos:

- O principal componente ativo do Salgueiro-Branco é a salicina, que no corpo se transforma em ácido salicílico, um precursor da aspirina moderna. Além disso, a planta contém flavonoides e taninos, que contribuem para suas propriedades anti-inflamatórias e analgésicas.

Preparação e Uso:

- Para aproveitar os benefícios do Salgueiro-Branco, a casca da árvore é a parte mais utilizada. Ela pode ser colhida e secada para preparação de chás ou decocções. Estas preparações são comumente utilizadas para aliviar dores de cabeça, dores musculares, artrite e outros tipos de inflamação.

Considerações e Precauções:

- Embora o Salgueiro-Branco seja naturalmente eficaz, é importante abordá-lo com cuidado. Pessoas alérgicas ao ácido salicílico ou a aspirina devem evitar seu uso. Além disso, recomenda-se consulta médica antes de utilizar esta planta, especialmente para crianças, grávidas ou lactantes.

Informação importante:

Impacto na saúde e bem-estar, integrando o Salgueiro-Branco em um regime de cuidados naturais pode proporcionar alívio eficaz para dores e inflamações, reduzindo a dependência de medicamentos sintéticos. Sua utilização consciente e informada é um passo rumo a um estilo de vida mais equilibrado e integrado com a natureza.

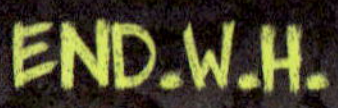

END.W.H.
MANUAL DO
FIM DO MUNDO

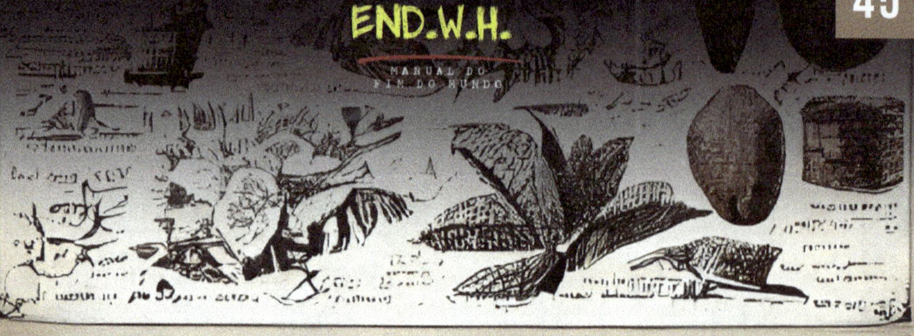

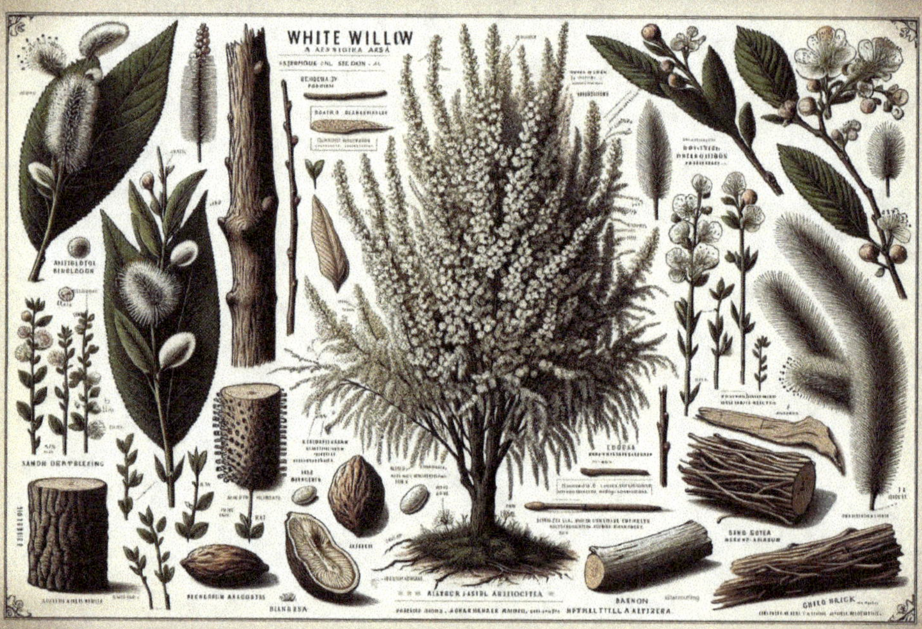

WHITE WILLOW

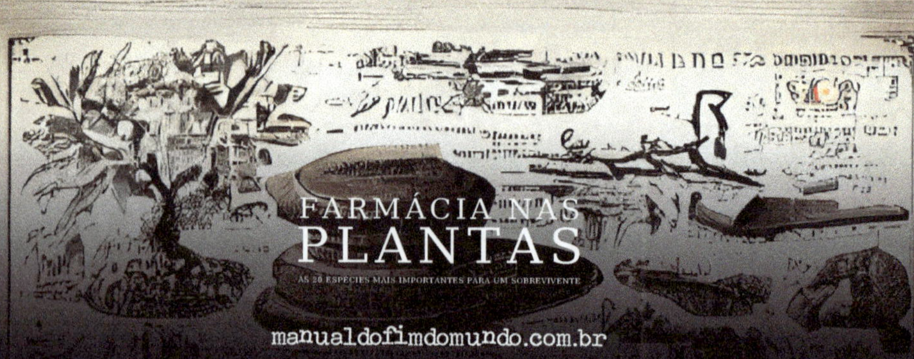

FARMÁCIA NAS
PLANTAS
AS 20 ESPÉCIES MAIS IMPORTANTES PARA UM SOBREVIVENTE
manualdofimdomundo.com.br

CAPÍTULO 10

Arnica (Arnica montana).

Habitat Natural:
- Arnica montana, comumente conhecida como Arnica, é nativa das regiões montanhosas da Europa, em especial nos Alpes. Esta planta prefere solos bem drenados e áreas ensolaradas, e é frequentemente encontrada em prados alpinos e campos abertos.

Identificação da Planta:
- A Arnica é facilmente identificável por suas distintas flores amarelo alaranjadas a amarelo dourado, que têm pétalas radiais com centros mais escuros, assemelhando-se a margaridas. Suas folhas são opostas, lanceoladas e geralmente formam uma roseta basal. O caule, que pode atingir entre 20 e 60 centímetros, é geralmente peludo e ereto.

Propriedades e Uso Medicinal:
- Tradicionalmente, a Arnica é utilizada como um agente anti-inflamatório e analgésico tópico. É eficaz no alívio de contusões, dores musculares e inflamações.

Aplicações Tópicas:

1.A Arnica é frequentemente usada em pomadas, géis ou óleos para aplicação em áreas afetadas.

1.Compressas: Compressas embebidas em infusões de Arnica podem ser aplicadas em áreas inflamadas.

2.Homeopatia: Na medicina homeopática, a Arnica é usada para tratar uma variedade de condições, incluindo ferimentos e trauma emocional. É recomendável seguir as orientações de um profissional de saúde qualificado para o uso homeopático.

Cuidados e Precauções:

- Apesar dos benefícios, a Arnica não deve ser ingerida internamente devido à sua toxicidade. Seu uso deve ser estritamente limitado a aplicações tópicas.

Coleta Ética e Identificação Correta:

- Ao coletar plantas na natureza, é crucial fazê-lo de maneira ética e sustentável. A identificação correta é essencial para evitar a colheita de plantas potencialmente tóxicas. Em caso de dúvida, é sempre aconselhável buscar orientação de especialistas em botânica local.

END.W.H.
MANUAL DO
FIM DO MUNDO
48
FARMÁCIA NAS
PLANTAS
AS 20 ESPÉCIES MAIS IMPORTANTES PARA UM SOBREVIVENTE
manualdofimdomundo.com.br

CAPÍTULO 11

Dente de leão (Taraxacum officinale):

Nome Comum:
- O Dente de leão, cujo nome origina-se do francês "dentdelion", significa literalmente "dente de leão". Esta denominação é uma alusão às bordas serrilhadas das folhas da planta, que se assemelham aos dentes de um leão.

Importância Ecológica:
- Embora frequentemente classificado como erva daninha, o Dente de leão é ecologicamente benéfico. Suas raízes profundas contribuem para a aeração do solo, enquanto suas flores atraem polinizadores, desempenhando um papel vital nos ecossistemas de jardins.

Propriedades Medicinais:
- Tradicionalmente, o Dente de leão é reconhecido por suas propriedades diuréticas. Pode ser consumido em forma de chás ou tinturas, sendo utilizado para promover a saúde renal.

Versatilidade Culinária:
- Todas as partes do Dente de leão são comestíveis e versáteis na culinária.

- As folhas jovens são ótimas em saladas, as raízes podem ser torradas e moídas para uma bebida alternativa ao café, e as flores são usadas na preparação de geleias.

Identificação da Planta:

1. O Dente de leão apresenta folhas em forma de roseta basal, com bordas dentadas e lobos irregulares. Suas flores amarelas são vibrantes, assemelhando-se a pequenos sóis. Quando quebrada, a planta exsuda um látex branco.

2. Distribuição Geográfica:

3. Encontrado globalmente, o Dente de leão adaptasse a uma ampla gama de climas. Cresce em campos, jardins, beiras de estradas e em solos perturbados.

Ciclo de Vida Prolífico:

- Esta planta é conhecida por seu rápido ciclo de vida. Suas sementes são dispersas pelo vento, e uma única planta pode produzir centenas delas.

Como Utilizá-lo:

Chá de Dente de leão:

- Prepare um chá usando folhas jovens. Adicione uma colher de chá de folhas cm uma xícara de água quente e deixe infundir por 5 a 10 minutos. Este chá é apreciado por suas propriedades diuréticas.

Saladas:
- Incorpore folhas jovens e tenras do Dente de leão em saladas para adicionar nutrientes e um sabor levemente amargo.

Raízes Torradas:
- As raízes podem ser limpas, secas e torradas no forno, produzindo uma bebida com sabor similar ao café.

Informação Importante:
Antes de utilizar qualquer planta para fins medicinais, recomendasse consultar um profissional de saúde. Algumas pessoas podem ter sensibilidade a determinadas plantas e ervas.

END.W.H.

FARMACIA NAS
PLANTAS
AS 20 ESPÉCIES MAIS IMPORTANTES PARA UM SOBREVIVENTE
manualdofimdomundo.com.br

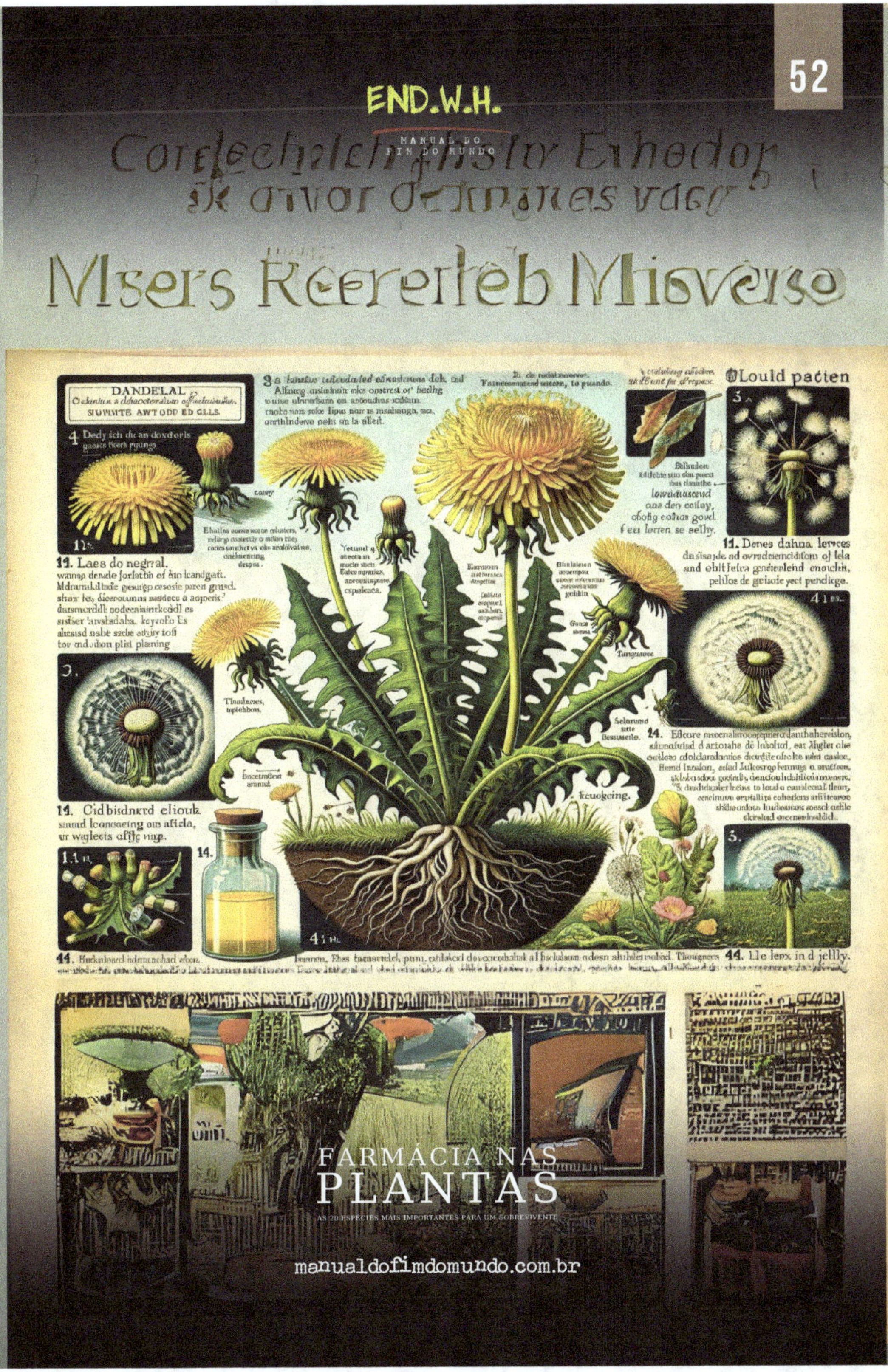

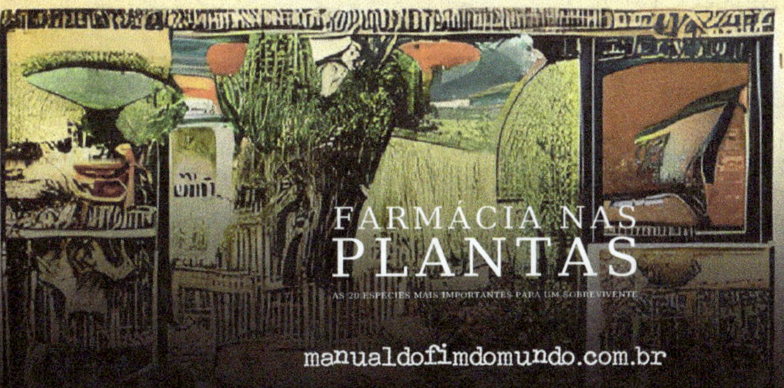

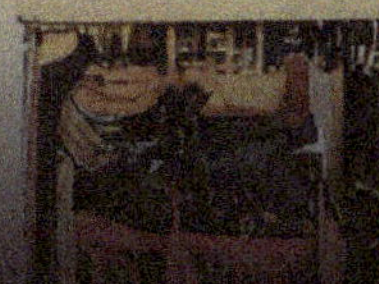

CAPÍTULO 12

Manjericão (Ocimum basilicum).

Origem e História:
- O manjericão, originário da Índia, é considerado uma planta sagrada neste país. Ele tem um papel importante nas tradições culinárias e medicinais de diversas culturas ao redor do mundo.

Variedades:
- Existem várias variedades de manjericão, cada uma com sabores distintos. Entre as mais conhecidas estão o manjericão doce, o manjericão roxo e o manjericão tailandês.

Uso Culinário:
- Essencial na culinária italiana, o manjericão é muito utilizado em pratos como pesto. Suas folhas aromáticas enriquecem o sabor de saladas, massas, pizzas e molhos.

Propriedades Medicinais:
- O manjericão é valorizado por suas propriedades medicinais, como efeitos anti-inflamatórios e antioxidantes, e por auxiliar na digestão.

Cultivo:
- Esta planta anual se desenvolve bem em climas quentes e ensolarados, podendo ser cultivada em vasos ou jardins. As sementes podem ser semeadas diretamente no solo ou iniciadas como mudas.

Identificação:
- O manjericão tem folhas verdes, geralmente lisas, de formato oval, e emite um aroma forte quando esmagadas. Variedades como o manjericão roxo possuem folhas arroxeadas.

Ocorrência na Natureza:
- Embora não seja comum na natureza selvagem, o manjericão é cultivado globalmente. Ele prospera em climas quentes e é frequentemente encontrado em jardins e hortas domésticas.

Como Utilizar o Manjericão:

1. Fresco:

Utilize folhas frescas de manjericão em saladas, sanduíches e pratos de massa, ou como decoração.

2. Pesto:

Para fazer pesto, misture folhas frescas de manjericão com alho, pinhões, queijo parmesão e azcite de oliva. Este molho é excelente em massas, pizzas e sanduíches.

3. Chás e Infusões:

As folhas podem ser usadas para fazer chás e infusões, trazendo benefícios como alívio do estresse e auxílio na digestão.

4. Óleo de Manjericão:

O óleo essencial de manjericão é usado em aromaterapia e pode ser diluído para massagens.

Informação importante:

Lembre-se de obter manjericão de fontes confiáveis, especialmente para uso medicinal.

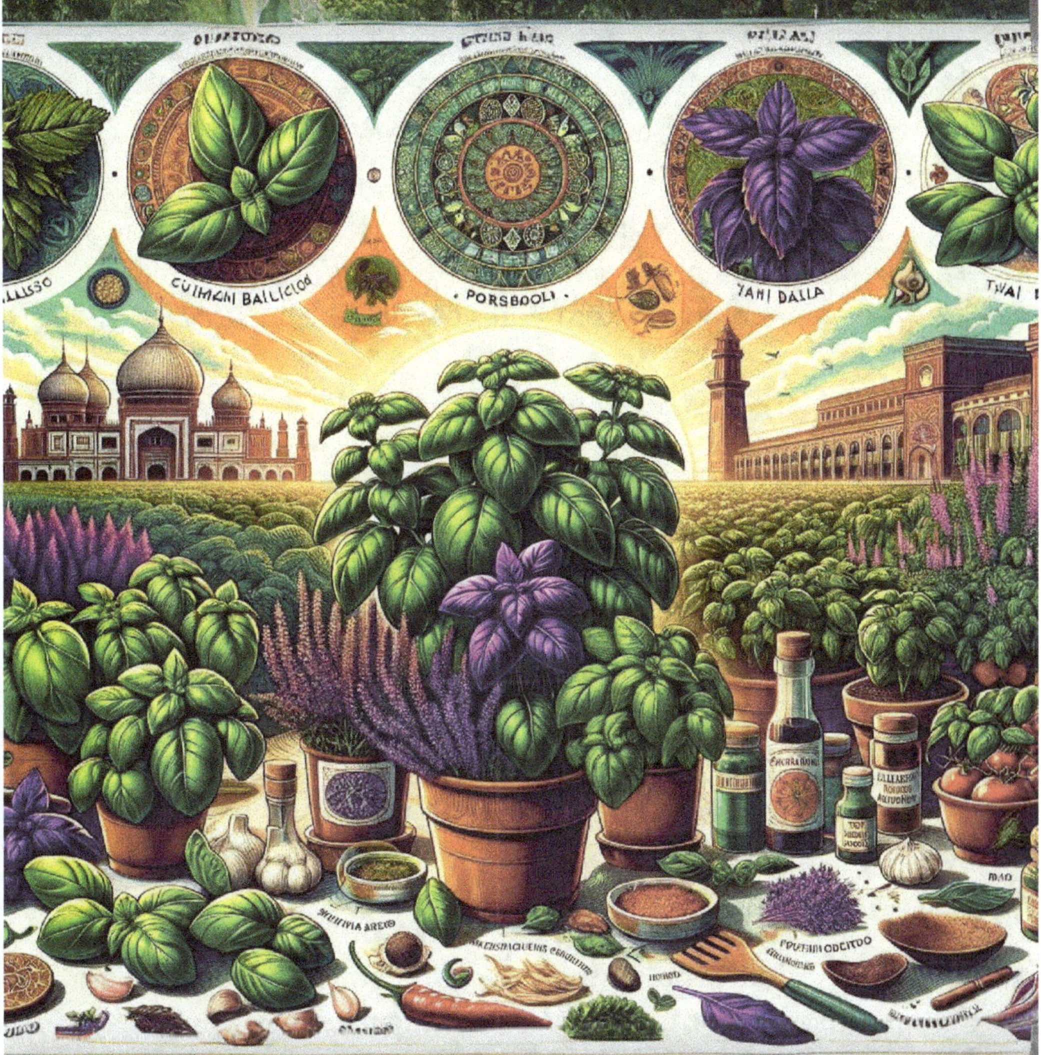
56
END.W.H.
MANUAL DO
FIM DO MUNDO
FARMÁCIA NAS
PLANTAS
AS 20 ESPÉCIES MAIS IMPORTANTES PARA UM SOBREVIVENTE
manualdofimdomundo.com.br

CAPÍTULO 13

Rosa Mosqueta (Rosa canina).

Origem e Distribuição:
- A Rosa Mosqueta, também conhecida como Roseira Silvestre, é uma planta nativa da Europa, da Ásia Ocidental e do Norte da África. Esta espécie é amplamente distribuída por essas regiões, adaptando-se a diferentes condições climáticas.

Características da Planta:
- Este arbusto espinhoso pode atingir até 2 metros de altura. Caracteriza-se por suas flores, geralmente brancas ou rosa pálido, e pelos frutos vermelhos pequenos, conhecidos como cinorrodões.

Propriedades Medicinais:
- Rica em ácidos graxos essenciais, vitamina C e antioxidantes, a Rosa Mosqueta é tradicionalmente utilizada para regenerar a pele e tratar cicatrizes, devido às suas propriedades curativas.

Utilizações Tradicionais na Cosmética:
- Na indústria cosmética, é amplamente utilizada para o tratamento de rugas, estrias e manchas na pele. Sua aplicação tópica em feridas e queimaduras também é comum, promovendo a cicatrização.

Identificação da Planta:

- A planta pode ser identificada pelas suas folhas compostas, serrilhadas e com cinco a sete folíolos. Os espinhos ao longo dos ramos e as flores de cinco pétalas, seguidas pelos frutos vermelhos, são características distintivas.

Habitat Natural:

- A Rosa Mosqueta prefere climas temperados e solos bem drenados, podendo ser encontrada em áreas de bosques, bordas de estradas e campos.

Colheita e Preparação dos Frutos:

- Os cinorrodões são colhidos após a primeira geada, quando estão maduros. As sementes são então extraídas e secas para a extração do óleo.

Preparação do Óleo de Rosa Mosqueta:

- O óleo é obtido pela prensagem a frio das sementes secas. Este óleo pode ser aplicado diretamente na pele ou utilizado em diversas formulações cosméticas.

Cuidados e Considerações:

- É essencial identificar corrctamente a planta antes de seu uso. Recomenda-se consultar um profissional de saúde antes de usar o óleo internamente.

Informação importante:
A Rosa Mosqueta é uma planta notável, tanto por suas propriedades medicinais quanto por sua beleza natural. Para um uso seguro e eficaz, é crucial ter conhecimento adequado ao explorar a natureza.

END.W.H.
MANUAL DO
FIM DO MUNDO

FARMÁCIA NAS
PLANTAS
AS 20 ESPÉCIES MAIS IMPORTANTES PARA UM SOBREVIVENTE

manualdofimdomundo.com.br

CAPÍTULO 14

Cominho (Cuminum cyminum).

Origem e História:
- O cominho, nativo da região do Mediterrâneo, tem uma história milenar de cultivo. Sua influência é notável na culinária de diversas culturas, incluindo as indianas, do Oriente Médio e mediterrâneas.

Características da Planta:
- Esta planta anual alcança de 30 a 50 centímetros de altura. Possui folhas finas e divididas e produz pequenas flores, que podem ser brancas ou rosadas.

Identificação:
- As sementes do cominho, partes mais utilizadas da planta, são pequenas, alongadas e de cor marrom escura. Notáveis por um aroma forte e característico, têm sabor quente e ligeiramente amargo.

Uso na Culinária e Propriedades Medicinais:
Na culinária, o cominho é essencial para aromatizar pratos salgados, como curries, chilis, arroz e pães. Medicinalmente, é conhecido por melhorar a digestão e aliviar gases intestinais.

Ocorrência na Natureza:
- Cultivado comercialmente em várias regiões, incluindo o Oriente Médio, Índia, México e países mediterrâneos, o cominho prospera em climas quentes e secos, adaptando-se a diferentes tipos de solo.

Cultivo Doméstico:
- O cominho pode ser cultivado em casa, especialmente em áreas com verões quentes. Prefere solos bem drenados e exposição plena ao sol, podendo ser semeado diretamente no solo ou em vasos.

Conservação das Sementes:
- Para manter o sabor e aroma, armazene as sementes de cominho em locais frescos e escuros. Se bem conservadas, podem durar vários meses.

Infusões e Chás:
- Além do uso culinário, as sementes são ótimas para infusões e chás, trazendo benefícios digestivos e relaxantes.

Curiosidade Cultural:
- O cominho é associado a propriedades afrodisíacas em algumas tradições, sendo utilizado historicamente em rituais e poções.

Aviso de Alergia:

- Indivíduos alérgicos a plantas da família Apiaceae (como cenoura e aipo) podem ter reações alérgicas ao cominho. É importante estar atento a isso ao incluí-lo na dieta.

Informação Importante:

Ao colher plantas na natureza, é essencial uma identificação correta para evitar a ingestão de espécies tóxicas. Quando possível, consulte especialistas em botânica ou utilize guias de campo confiáveis.

END.W.H.

MANUAL DO
FIM DO MUNDO

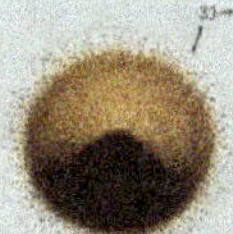

Origin

Cuminum cyminum

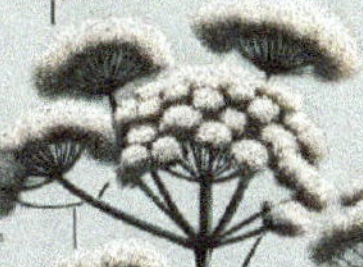

Idemification

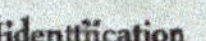

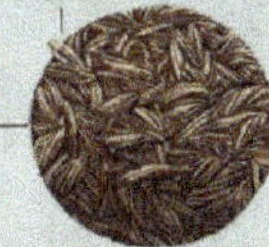

Identification

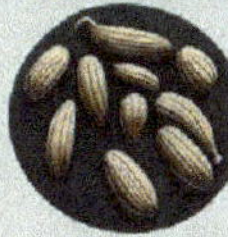

Edernacses

Iaderication

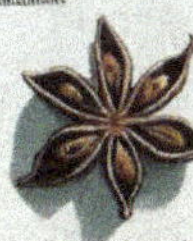

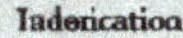

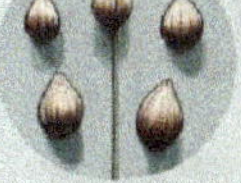

Disrfication

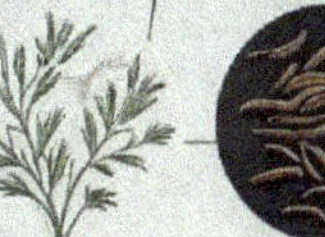

Ciliinictotin

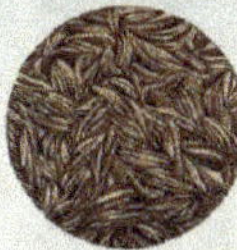

Medicinal Use

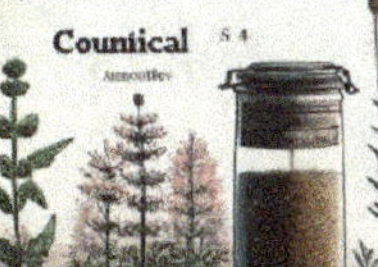

Counical

CAPÍTULO 15

Cúrcuma (Curcuma longa).

Origem e História:
- A cúrcuma, também conhecida como açafrão da terra, tem sua origem no sul da Ásia, com destaque para a Índia. Essa especiaria possui uma rica história no uso da medicina tradicional indiana, a Ayurveda.

Características Distintas:
1. Cor Amarela Intensa: A raiz da cúrcuma é notável por sua cor amarela intensa. Isso se deve à curcumina, um composto ativo que, além de conferir cor, possui propriedades anti-inflamatórias e antioxidantes.
2. Identificação da Planta: Ao encontrar cúrcuma na natureza, observe:
3. Folhas: Grandes, lanceoladas e de cor verde intensa.
4. Flor: Inflorescências em forma de espiga, com flores brancas ou rosas.
5. Raiz: Tuberosa, de cor alaranjada, contendo a curcumina.

Propriedades Medicinais:
- A cúrcuma é valorizada por suas propriedades medicinais, que incluem ações anti-inflamatórias, antioxidantes, antibacterianas e antivirais. Há estudos que investigam seu potencial no tratamento de condições como artrite, doenças cardíacas e até câncer.

Uso Culinário:
- Além de seus usos medicinais, a cúrcuma é um ingrediente chave na culinária, especialmente em pratos indianos. Ela enriquece os alimentos com seu sabor e cor únicos, sendo um componente essencial do curry.

Formas de Consumo
- Esta especiaria pode ser consumida de várias maneiras, incluindo em pó como tempero, em cápsulas, como chá, fresca, ralada ou em sucos. Incorporar a cúrcuma na alimentação diária pode trazer benefícios à saúde.

Informação importante:
Cultivo e Disponibilidade: a cúrcuma é cultivada principalmente em regiões tropicais e subtropicais, prosperando em solos bem drenados e climas quentes e úmidos. As principais áreas produtoras incluem Índia, Indonésia, China, Peru, Tailândia e algumas regiões da África. Ela também pode ser cultivada em casa, em climas adequados, fornecendo acesso fácil a esta planta versátil e benéfica.

END.W.H.
MANUAL DO FIM DO MUNDO
CURCUMA LONGA
FARMÁCIA NAS
PLANTAS
AS 20 ESPÉCIES MAIS IMPORTANTES PARA UM SOBREVIVENTE
manualdofimdomundo.com.br

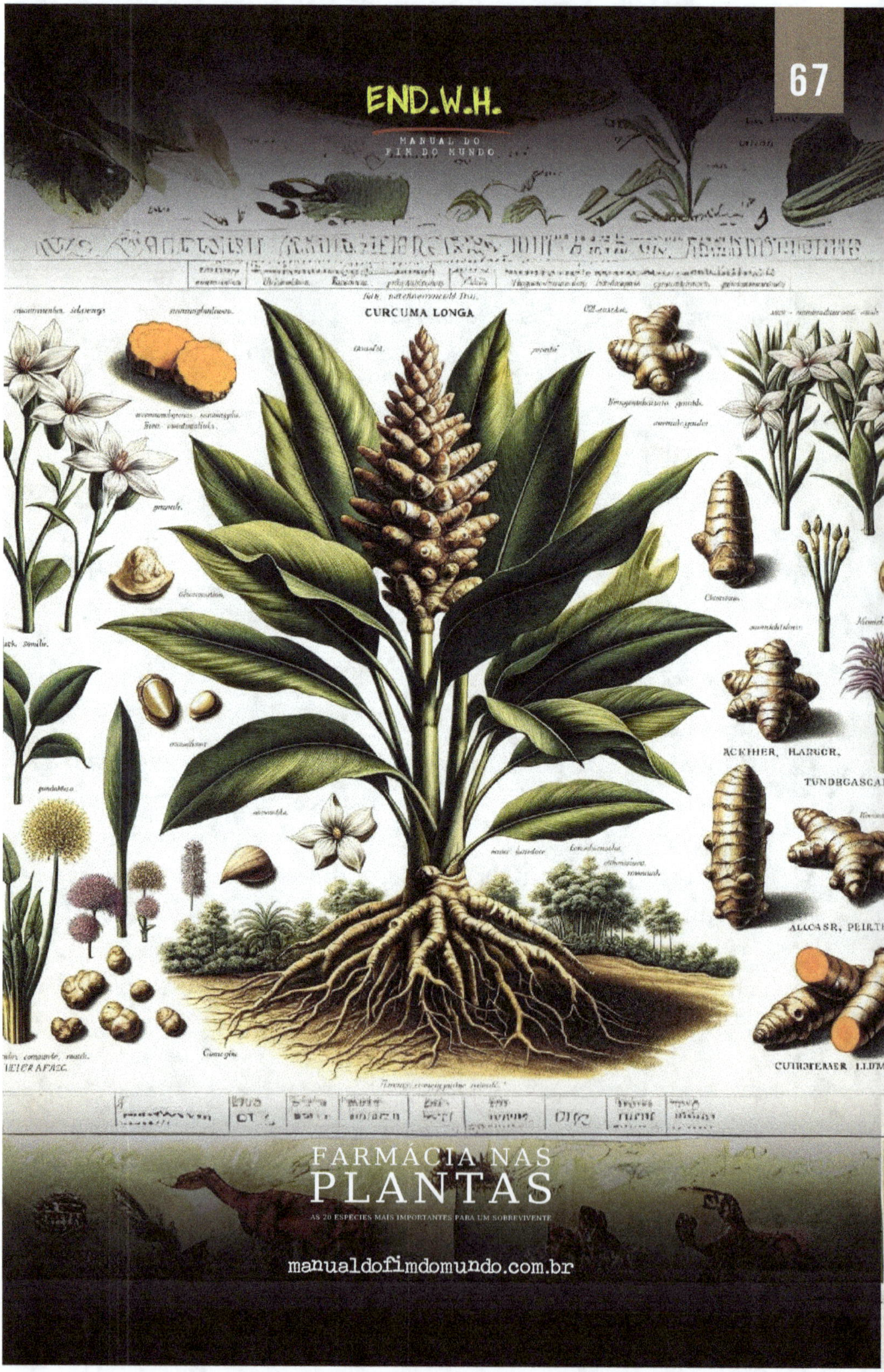

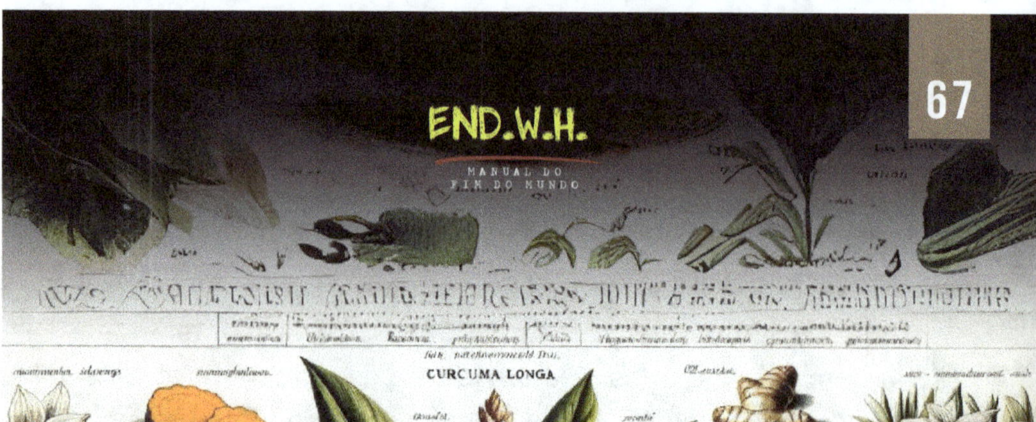

CAPÍTULO 16

Equinácea (Echinacea purpurea).

Nome Comum:
- A Equinácea, também conhecida como "purple coneflower", recebe esse nome devido à sua característica flor em forma de cone e cor púrpura.

Origem:
- Nativa da América do Norte, a Equinácea é predominantemente encontrada em pradarias e áreas abertas.

Uso Tradicional:
- Utilizada pelas tribos nativas americanas, especialmente aquelas das Grandes Planícies, a Equinácea era aplicada no tratamento de infecções e no fortalecimento do sistema imunológico devido às suas propriedades medicinais.

Propriedades Medicinais:
- Reconhecida por estimular o sistema imunológico, a Equinácea é frequentemente usada na prevenção de resfriados e infecções respiratórias.

Partes Utilizadas:
- As raízes, folhas e flores são as partes mais utilizadas da Equinácea para fins medicinais, com extratos dessas partes encontrados em diversos produtos de saúde natural.

Modos de Consumo:
- A Equinácea pode ser consumida de diversas maneiras, incluindo chás, extratos líquidos, cápsulas e pomadas, sendo o chá uma forma popular de aproveitar seus benefícios.

Habitat Natural:
- Esta planta cresce em áreas ensolaradas e bem drenadas, sendo comum em pradarias, campos e ao longo de estradas em certas regiões da América do Norte.

Identificação da Planta:
·A Equinácea é uma planta perene que pode atingir até 1 metro de altura, com flores de formato cônico e pétalas púrpuras, além de folhas lanceoladas e ásperas.

Cultivo em Jardins:
- Popular em jardins de ervas e medicinais, a Equinácea é valorizada tanto por suas propriedades ornamentais quanto medicinais.

Conservação:

- Devido à sua popularidade e uso, a conservação da Equinácea na natureza é essencial, e em algumas regiões, são tomadas medidas para proteger seu habitat natural.

Informação importante:
Sempre consulte fontes confiáveis antes de utilizar plantas medicinais e assegure-se da correta identificação da planta para seu uso seguro e eficaz.

END.W.H.
MANUAL DO
FIM DO MUNDO

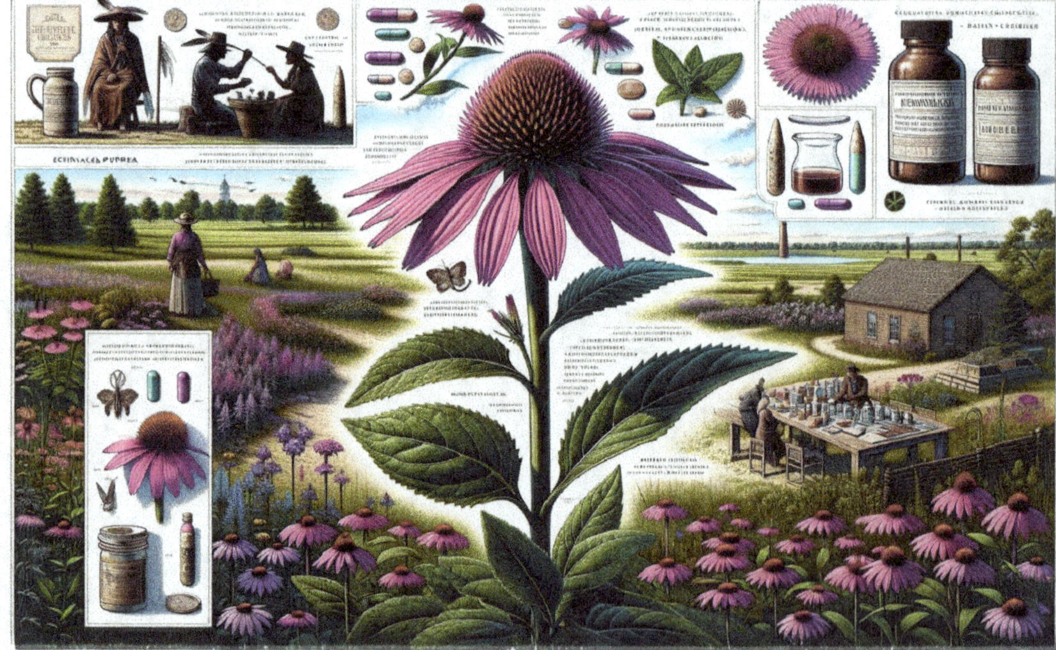

FARMÁCIA NAS
PLANTAS
AS 20 ESPÉCIES MAIS IMPORTANTES PARA UM SOBREVIVENTE

manualdofimdomundo.com.br

CAPÍTULO 17

Ginseng (Panax ginseng).

Origem:
- Esta planta é nativa das florestas temperadas da Ásia, especialmente na China, Coreia e partes do leste da Sibéria.

Nome Científico e Família:
- O Panax ginseng é uma planta da família Araliácea, valorizada por suas propriedades adaptogênicas.

Propriedades Medicinais:
- Conhecido por suas propriedades adaptogênicas, o ginseng ajuda o corpo a lidar com estresse. Além disso, é utilizado para aumentar a resistência física, a energia e promover a saúde mental.

Características da Raiz:
- A raiz, sendo a parte mais valiosa da planta, é característica pelo seu formato bifurcado, semelhante a pernas humanas, o que indica alta qualidade e valoriza o produto.

Crescimento e Escassez:
O ginseng é uma planta de crescimento lento, levando anos para atingir a maturidade, o que contribui para sua escassez e alto valor.

Utilização do Ginseng:

Infusão:

1.Raízes secas podem ser utilizadas para fazer infusões, que promovem vitalidade e saúde geral.

2.Suplementos:

É comum encontrar Ginseng em forma de suplementos, como cápsulas ou extratos líquidos, facilitando sua inclusão em rotinas diárias.

3.Tônicos:

A raiz pode ser processada em tônicos, xaropes ou elixires, visando melhorar resistência e energia.

Onde Encontrar Ginseng na Natureza

1.Ásia:

2.China, Coreia, Japão e Rússia (leste da Sibéria).

3.América do Norte:

4.O Panax quinquefolius, conhecido como Ginseng americano, é encontrado nos Estados Unidos e Canadá.

Identificação da Planta:

1.Folhas:

Possui folhas compostas, geralmente com cinco folíolos.

2.Flores:

Apresenta pequenas flores verde amareladas, agrupadas em umbelas.

3.Frutos:

Produz bagas vermelhas brilhantes na maturidade.

4.Raiz:

No Ginseng asiático, a raiz geralmente é bifurcada, assemelhando-se a pernas humanas.

5.Ambiente:
Cresce em ambientes sombreados, frequentemente em solos ricos em matéria orgânica e associados a outras plantas florestais.

Informação Importante:
A colheita indiscriminada de Ginseng na natureza pode causar diminuição de sua população. É crucial seguir práticas sustentáveis e regulamentações locais ao coletar Ginseng selvagem.

END.W.H.
MANUAL DO
FIM DO MUNDO
FARMÁCIA NAS
PLANTAS
AS 20 ESPÉCIES MAIS IMPORTANTES PARA UM SOBREVIVENTE
manualdofimdomundo.com.br

CAPÍTULO 18

Valeriana (Valeriana officinalis):

Nomenclatura Popular:
- A Valeriana officinalis é popularmente conhecida como "Valeriana", "Erva dos gatos" ou "Valeriana das raízes".

Histórico de Uso:
·Utilizada há séculos, a Valeriana é um remédio natural para distúrbios do sono, ansiedade e tensão nervosa, com seu uso datando da Grécia Antiga e Roma, onde era valorizada como planta medicinal.

Propriedades Sedativas:
- Sua ação sedativa é a principal propriedade, contribuindo para o relaxamento muscular e alívio de estresse.

Componentes Ativos:
- Os constituintes ativos, incluindo valerianato de isovalerila e ácido valerênico, são os responsáveis por suas propriedades medicinais.

Aplicações Comuns:
- Além de auxiliar no sono, a Valeriana é usada no tratamento de dores de cabeça, enxaquecas e distúrbios gastrointestinais relacionados ao estresse.

Atração Felina:
- Seu aroma peculiar atrai gatos, que frequentemente demonstram comportamento lúdico ao seu contato.

Formas de Uso da Valeriana:
1.Chá:
Um chá preparado com a raiz é um método comum para promover relaxamento antes de dormir. As infusões de raiz seca estão disponíveis em lojas de produtos naturais.
2.Suplementos:
Disponíveis em cápsulas ou comprimidos, oferecem uma forma mais concentrada do extrato da planta.
3.Tintura:
Os extratos alcoólicos, ou tinturas, são populares e podem ser adicionados a bebidas noturnas.
4.Habitat Natural (Regiões):
Nativa de regiões temperadas do hemisfério norte, incluindo Europa, Ásia e América do Norte.

Identificação da Planta:
Herbácea perene com folhas pinadas e flores pequenas, geralmente rosa ou brancas, em inflorescências. A raiz, de odor característico, é a parte mais usada medicinalmente.

Informação Importante:
É crucial a identificação correta antes de qualquer uso, pois espécies similares podem não ter as propriedades medicinais desejadas. Consulte sempre um especialista em botânica ou herborista experiente.

END.W.H.

MANUAL DO
FIM DO MUNDO

FARMÁCIA NAS
PLANTAS

AS 20 ESPÉCIES MAIS IMPORTANTES PARA UM SOBREVIVENTE

CAPÍTULO 19

Tomilho (Thymus vulgaris).

Origem e Distribuição:
- O tomilho, nativo da região mediterrânea, encontra-se também em outras partes do mundo, como Europa, Ásia e África. Esta planta adaptasse a diversos climas e solos.

História Medicinal:
- Desde os antigos egípcios, passando por gregos e romanos, o tomilho é utilizado medicinalmente. Tradicionalmente, era empregado no tratamento de problemas respiratórios, digestivos e como antisséptico.

Propriedades Medicinais:
- Conhecido por suas propriedades antissépticas, expectorantes e anti-inflamatórias, o tomilho é amplamente utilizado no tratamento de dores de garganta, tosse e outros problemas respiratórios.

Composição Química:
- O óleo essencial de tomilho é rico em compostos como timol, carvacrol e linalol, fundamentais para suas propriedades terapêuticas.

Utilização Culinária:
- Além das aplicações medicinais, o tomilho é um ingrediente valorizado na culinária, especialmente na cozinha mediterrânea. Suas folhas, com sabor forte e levemente picante, enriquecem diversos pratos.

Cultivo Doméstico:
- De fácil cultivo em vasos ou jardins, o tomilho prefere sol pleno e solo bem drenado. As folhas podem ser colhidas para uso fresco ou seco.

Como Utilizar o Tomilho:
1.Infusão: Uma infusão de tomilho, feita com água fervente e folhas secas ou frescas, pode ser benéfica para aliviar problemas respiratórios.
2.Óleo Essencial: Diluído em um óleo carreador, o óleo essencial de tomilho pode ser aplicado na pele para tratar problemas cutâneos ou usado em massagens para alívio do estresse.
3.Culinária: Utilize folhas frescas ou secas de tomilho em sopas, ensopados, assados e saladas para adicionar sabor e benefícios à saúde.

Onde Encontrar na Natureza:
- O tomilho cresce em solos secos e pedregosos, comum em áreas ensolaradas, encostas e campos abertos.

Como Identificar a Planta:

- Esta planta perene possui folhas pequenas e estreitas, geralmente verdes, podendo variar em tons de cinza. As pequenas flores podem ser brancas, lilases ou rosadas.

Informação Importante:
Antes de consumir plantas selvagens, é essencial confirmar sua identidade com um especialista ou guia confiável, evitando confusões com espécies comestíveis e tóxicas.

END.W.H.

MANUAL DO
FIM DO MUNDO

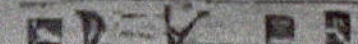
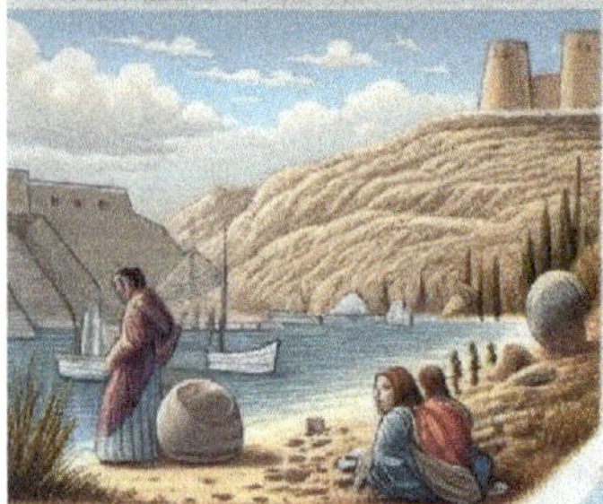
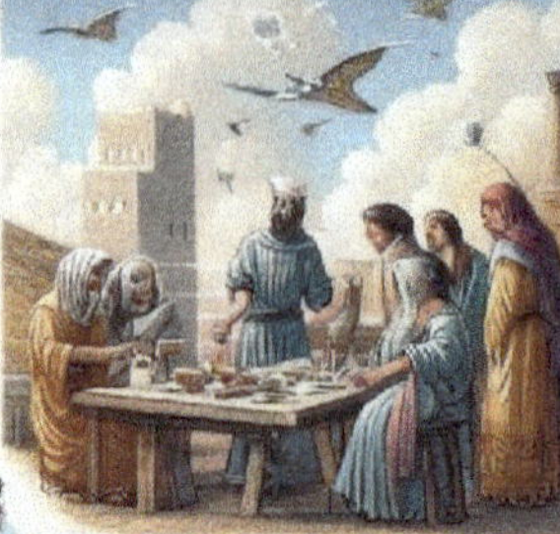
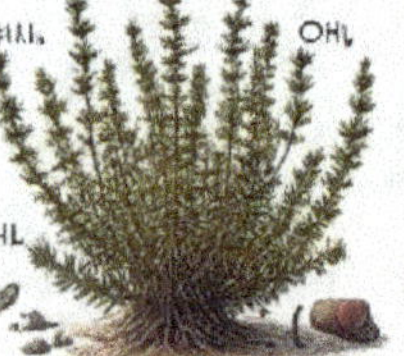
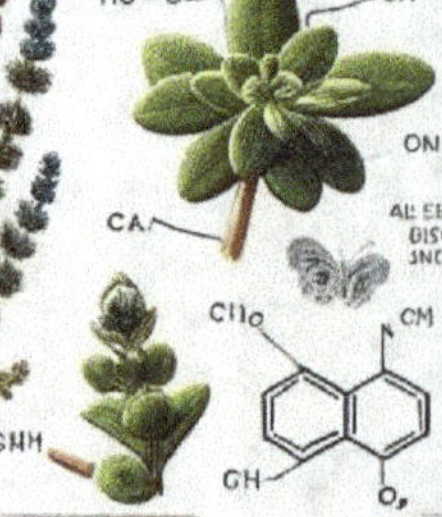
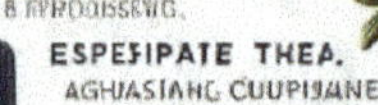
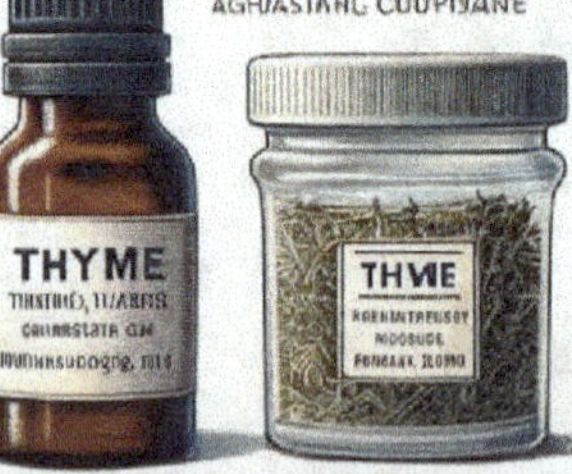

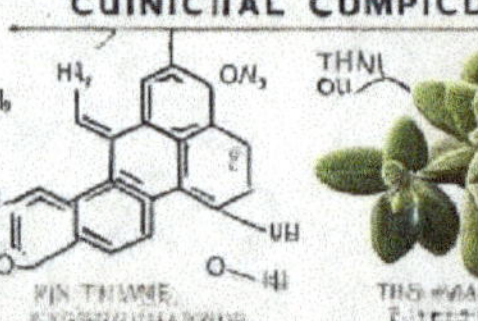
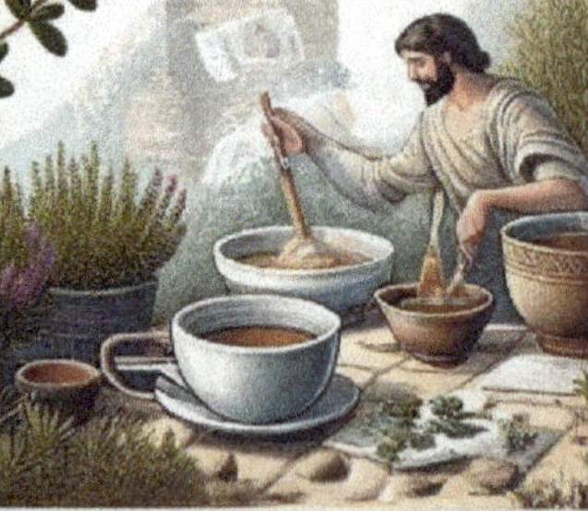

CAPÍTULO 20

Folha de Oliveira (Olea europaea)

Origem e História:
- A oliveira, uma árvore milenar, é cultivada desde a antiguidade por suas folhas e frutos, principalmente no Mediterrâneo. Suas folhas têm sido empregadas em diversas culturas devido às suas notáveis propriedades medicinais.

Propriedades Medicinais:
- As folhas de oliveira contêm compostos benéficos, como a oleuropeína, que exibem propriedades antioxidantes, anti-inflamatórias e antimicrobianas. Essas folhas são amplamente reconhecidas por contribuírem para a saúde cardiovascular e fortalecerem o sistema imunológico.

Utilização Tradicional:
- Tradicionalmente, a infusão das folhas de oliveira é utilizada para tratar condições como hipertensão, diabetes e infecções. Destacam-se também os seus efeitos benéficos na saúde da pele.

Modos de Consumo:
- As folhas podem ser consumidas de várias formas, incluindo chá, infusões, cápsulas ou extratos.

- O chá é feito fervendo as folhas secas em água, enquanto os extratos estão disponíveis em lojas de produtos naturais.

Ocorrência na Natureza:
- Originária do Mediterrâneo, a oliveira se adaptou a diversos climas ao redor do mundo, incluindo regiões da Europa, Ásia e América do Norte, graças ao seu cultivo extensivo.

Identificação da Planta:
- A oliveira é uma árvore de médio porte com folhas lanceoladas de cor verde prateada, opostas, simples e coriáceas. Produz pequenas flores brancas e seus frutos são as conhecidas azeitonas.

Cultivo Sustentável:
- O cultivo sustentável é essencial para a preservação das oliveiras. Estas árvores são particularmente adaptáveis a solos pobres e secos, tornando-se uma escolha valiosa para regiões áridas.

Precauções:
A folha de oliveira é geralmente segura para consumo moderado, mas é recomendável buscar orientação médica antes de usá-la, especialmente para grávidas, lactantes ou pessoas em tratamento médico.

Informação Importante:
Para o uso medicinal da folha de oliveira, recomenda-se a busca de informações adicionais e, se necessário, a orientação de profissionais de saúde.

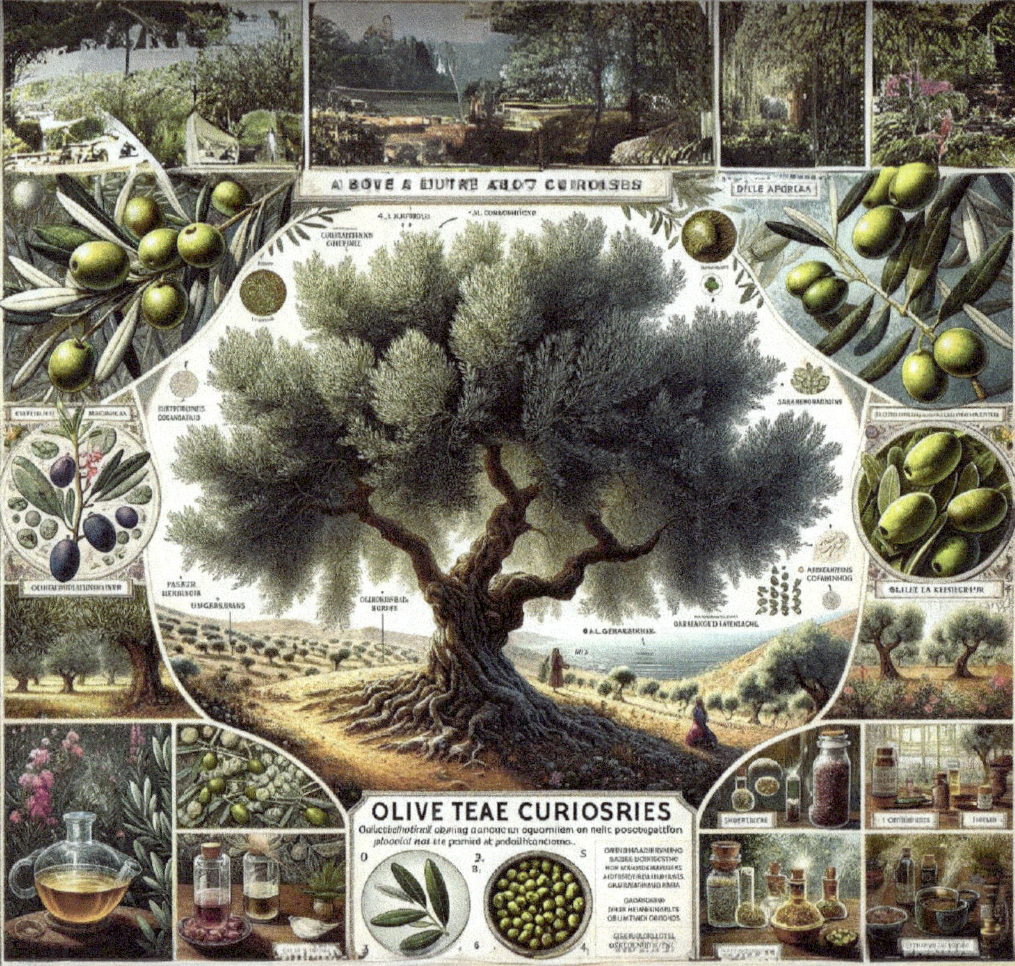

FARMACIA NAS
PLANTAS

AS 20 ESPÉCIES MAIS IMPORTANTES PARA UM SOBREVIVENTE

CONCLUSÃO

Ao chegarmos ao final de nossa jornada pelo livro "Farmácia nas Plantas: As 20 Espécies Mais Importantes para um Sobrevivente", refletimos sobre a rica tapeçaria de conhecimento que exploramos. Cada capítulo revelou não apenas as propriedades curativas de plantas como a Aloe Vera, a Calêndula, a Camomila, e o Salgueiro-Branco, mas também nos reconectou com a sabedoria ancestral que sobrevive através dos tempos.

Este livro, uma exclusividade da Manual do Fim do Mundo, não é apenas um compêndio de informações botânicas e medicinais; é um guia para um estilo de vida mais autossuficiente e harmonioso com a natureza. As plantas descritas aqui são mais do que simples remédios; elas são símbolos de resiliência e adaptação, oferecendo-nos lições sobre como prosperar mesmo em condições adversas.

Ao aplicar os conhecimentos adquiridos aqui, cada leitor se torna não apenas um sobrevivente, mas um guardião do legado natural. Este livro encoraja a exploração responsável e sustentável das dádivas da natureza, ressaltando a importância de proteger e preservar o meio ambiente para as gerações futuras.

Lembre-se, o conhecimento contido neste livro é um ponto de partida. Cada planta tem um mundo de segredos a serem descobertos, e cada experiência pessoal com elas enriquece ainda mais esse entendimento.

CONCLUSÃO

Esperamos que este livro inspire você a continuar explorando, aprendendo e crescendo no seu relacionamento com o mundo natural.

Que as lições aprendidas aqui sirvam não apenas para a sua saúde e bem-estar, mas também como um farol de conhecimento e respeito pela natureza, guiando você em todas as suas jornadas futuras.

Que a sua jornada com a 'Farmácia nas Plantas' seja frutífera, educativa e enriquecedora.

DIREITOS AUTORAIS

A Empresa End.W.H. Manual do fim do mundo é a detentora dos direitos autorais sobre esta obra. A empresa tem o compromisso de respeitar os direitos autorais de todos os conteúdos digitais, incluindo e-books, que são comercializados ou distribuídos por nós.

Para garantir a integridade e proteção do conteúdo digital, desenvolvemos uma política de não reprodução de conteúdo digital e direitos autorais, que deve ser seguida por todos os nossos funcionários, colaboradores e clientes.

Não reprodução de conteúdo digital.
A reprodução, distribuição, cópia, impressão ou qualquer outra forma de reprodução não autorizada de qualquer conteúdo digital, incluindo e-books, comercializados ou distribuídos pela Empresa End.W.H. Manual do Fim do Mundo é estritamente proibida, a menos que expressamente permitido por escrito pelos detentores de direitos autorais.

Direitos autorais.
A Empresa End.W.H. Manual do Fim do Mundo respeita os direitos autorais de todos os conteúdos digitais, incluindo e-books, e trabalha diligentemente para garantir que todos os conteúdos comercializados ou distribuídos por nós estejam em conformidade com as leis de direitos autorais aplicáveis.

DIREITOS AUTORAIS

Medidas de segurança.

A Empresa End.W.H. Manual do Fim do Mundo implementa medidas de segurança para garantir que o conteúdo digital, incluindo e-books, que comercializamos ou distribuímos estejam protegidos contra uso não autorizado, cópia, distribuição ou qualquer outra forma de reprodução não autorizada.

Conscientização e Treinamento.

A Empresa End.W.H. Manual do Fim do Mundo fornece treinamento regulares e conscientização sobre nossa política de não reprodução de conteúdo digital e direitos autorais aos nossos funcionários, colaboradores e clientes para garantir que todos estejam cientes e entendam as implicações legais e éticas de violar os direitos autorais.

Penalidades.

A Empresa End.W.H. Manual do Fim do Mundo não tolera violações de direitos autorais e aplicará as medidas necessárias para garantir que as violações sejam tratadas adequadamente. Aqueles que violarem nossa política de não reprodução de conteúdo digital e direitos autorais estarão sujeitos a ações legais e penais.

DIREITOS AUTORAIS

A Empresa End.W.H. Manual do Fim do Mundo está comprometida em garantir a integridade e segurança do conteúdo digital, incluindo e-books, comercializados ou distribuídos por nós, bem como respeitar os direitos autorais de todos os detentores de direitos autorais.

Possuímos uma política de não reprodução de conteúdo digital e direitos autorais para garantir que todas as atividades relacionadas ao conteúdo digital sejam realizadas de maneira ética e legal.

Por fim, a empresa End.W.H. utiliza tecnologia de gerenciamento de direitos digitais e outros métodos de proteção para garantir a integridade e a segurança do conteúdo digital. A reprodução deste conteúdo sem a devida autorização implicara em medidas legais previstas em lei conforme a constituição vigente.

Atenciosamente,

Equipe End.W.H.

ORIENTAÇÃO SOBRE O CONTEÚDO

Caro cliente,

Ao embarcarmos na jornada de descobrir o potencial terapêutico das plantas, devemos proceder com cautela e respeito. Este livro oferece um conhecimento valioso que pode enriquecer a saúde e o bem-estar; no entanto, é crucial estar ciente dos riscos de intoxicação e reações alérgicas associados ao uso inadequado de plantas medicinais. Algumas espécies podem ser tóxicas se consumidas em doses erradas ou preparadas de maneira incorreta. Da mesma forma, mesmo as plantas benignas podem causar reações alérgicas em indivíduos sensíveis. Em caso de qualquer sinal de mal-estar, reações adversas na pele, dificuldade respiratória ou outros sintomas de alergia ou intoxicação, é imperativo interromper o uso imediatamente e procurar assistência médica. Dirija-se ao hospital mais próximo sem hesitação, levando consigo uma amostra da planta utilizada. A segurança deve ser sua prioridade máxima; portanto, nunca substitua o tratamento médico convencional por remédios à base de plantas sem a devida orientação de um profissional de saúde qualificado.

Ao adquirir os nossos livros e manuais de sobrevivência, gostaríamos de lembrá-lo que os conteúdos dos livros foram desenvolvidos com o objetivo de ajudar as pessoas a tomar decisões em um cenário pós-apocalíptico, no qual a vida talvez não seja tão fácil quanto costumava ser.

ORIENTAÇÃO SOBRE O CONTEÚDO

É importante lembrar que as informações contidas nos manuais de sobrevivência da End.W.H. não substituem o treinamento adequado ou a intervenção de um profissional da área. Embora possam ser uma fonte valiosa de orientação, elas não devem ser consideradas como a única fonte de informações confiáveis.

É vital entender que cada situação é única e pode exigir conhecimentos específicos, além da aplicação de habilidades e técnicas específicas para sobreviver em um cenário pós-apocalíptico. É por isso que, se você estiver se preparando para uma situação de sobrevivência, recomendamos que você se prepare adequadamente com treinamento especializado e com a ajuda de profissionais da área.

Além disso, os manuais e livros de sobrevivência foram criados com a finalidade de fornecer orientações gerais e não devem ser considerados como um substituto para a aplicação do bom senso e da tomada de decisões conscientes. Lembramos que cada situação é única e pode exigir uma abordagem personalizada e a aplicação do conhecimento adquirido com base em sua própria análise de sua situação.

Por fim, gostaríamos de enfatizar que a End.W.H. não se responsabiliza pelo uso inadequado das informações contidas em nossos livros e manuais de sobrevivência. Pedimos que sempre procure a orientação de profissionais da área em situações de emergência e que use nosso material apenas como uma fonte de informações para ajudá-lo a tomar decisões.

ORIENTAÇÃO SOBRE O CONTEÚDO

Agradecemos por escolher a End.W.H. e esperamos que nossos livros de sobrevivência sejam úteis para você em caso de necessidade.

Atenciosamente,

Equipe End.W.H.